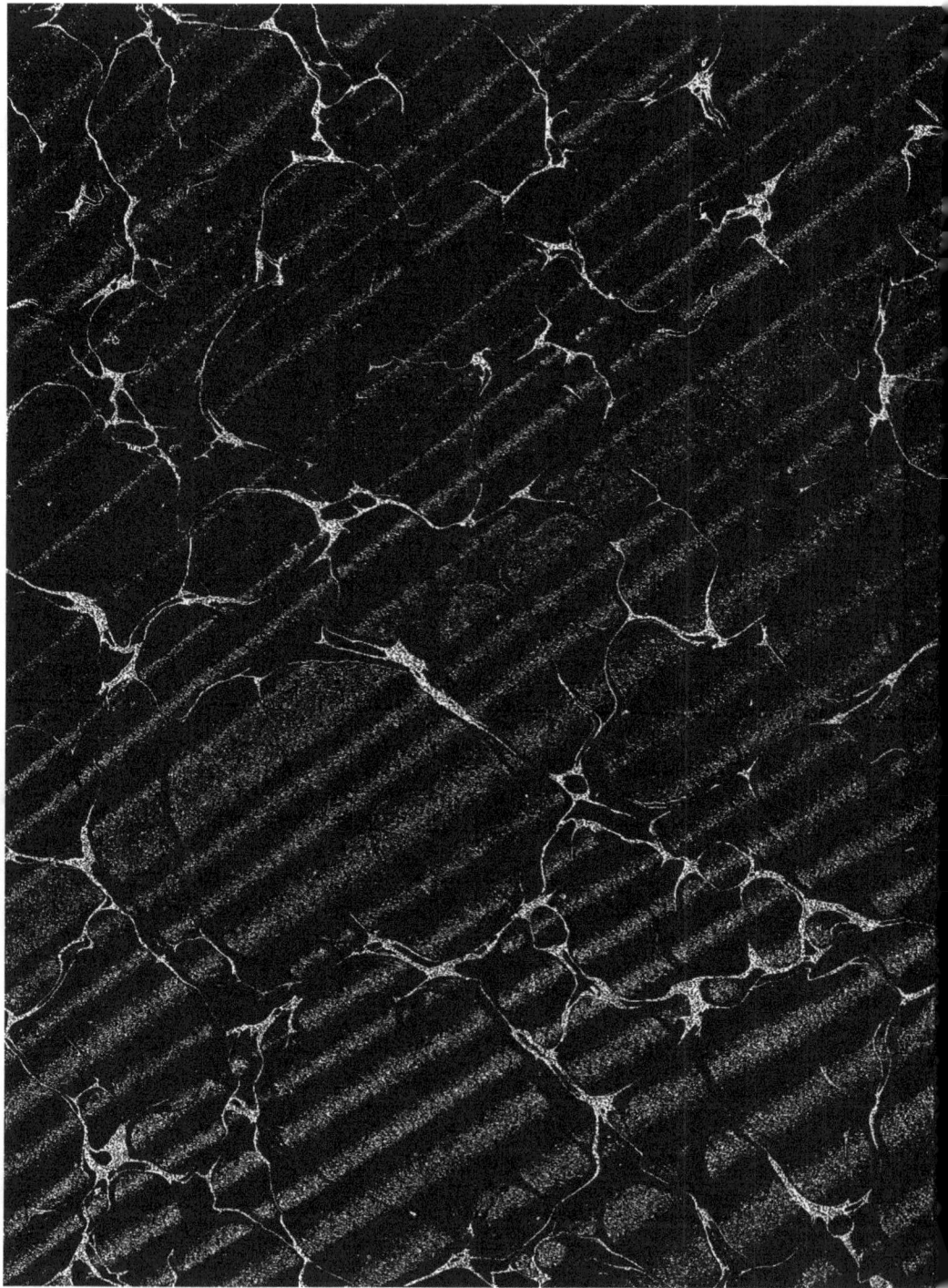

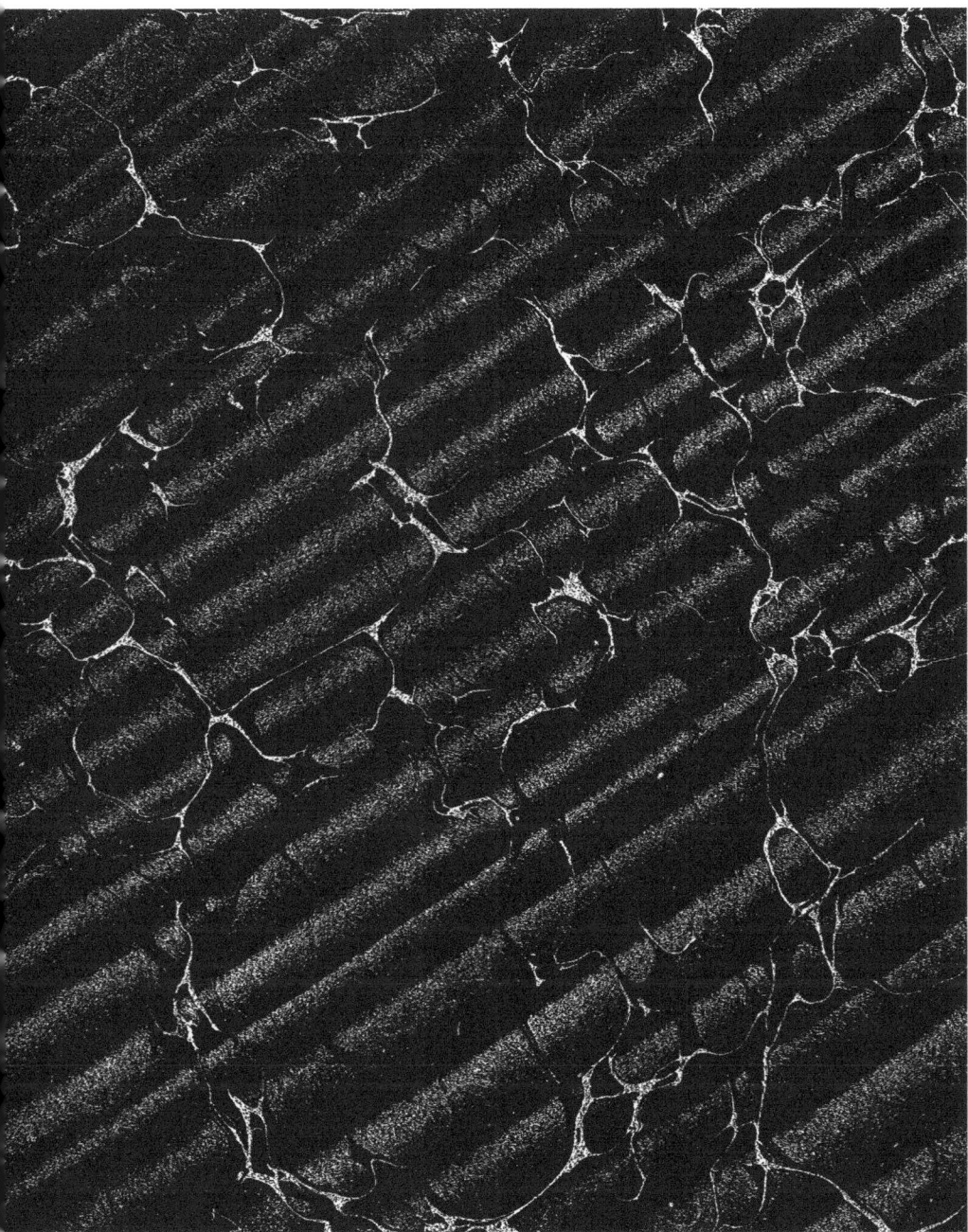

E S S A I

Sur les propriétés médicales des Plantes,
comparées avec leurs formes extérieures
et leur classification naturelle.

ESSAI

Sur les propriétés médicales des Plantes,
comparées avec leurs formes extérieures
et leur classification naturelle ;

Par A.-P. DECANDOLLE, Docteur en médecine,

Professeur de Zoologie à l'Académie de Genève, du Comité d'administration
des Sociétés philantropique et d'encouragement pour l'industrie nationale,
de la Société philomatique, de celle des Sciences naturelles de Genève,
de celle d'Agriculture du département de la Seine, Associé de la Société
médicale d'Émulation, de la Société académique des Sciences, de la Société
libre d'Emulation de Rouen, etc.

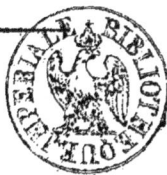

DE L'IMPRIMERIE DE DIDOT JEUNE.

A PARIS,

Chez MÉQUIGNON aîné, Libraire de l'Ecole de Médecine, rue des Cordeliers.

AN XII. (1804.)

AUX

BOTANISTES FONDATEURS

DE

LA THÉORIE DES FAMILLES NATURELLES:

TOURNEFORT,
qui l'a pressentie;

BERNARD DE JUSSIEU,
qui l'a prouvée;

ADANSON,
qui l'a développée;

ANTOINE-LAURENT DE JUSSIEU,
qui l'a soumise à des lois fixes;

DESFONTAINES,
qui l'a liée avec l'Anatomie végétale.

ESSAI

Sur les propriétés médicales des Plantes, comparées avec leurs formes extérieures et leur classification naturelle.

ON a dit depuis longtemps qu'une science est l'art de deviner ou de prédire : cette assertion, qui peut paraître absurde au premier coup-d'œil, et qui l'était peut-être dans le sens où elle a été avancée autrefois, devient rigoureusement vraie, si l'on entend par-là que la preuve la moins équivoque des progrès d'une science est qu'elle puisse déterminer d'avance le résultat d'expériences qui n'ont pas encore été faites; ainsi, le calcul d'une éclipse, le plan d'une machine et le pronostic d'une maladie, sont autant de prédictions qui montrent que l'Astronomie, la Physique, la Médecine, sont de véritables sciences.

Cette faculté de déterminer l'inconnu par le connu, semble l'appanage des sciences, où l'on procède toujours par les relations d'effet et de cause, et c'est chez elles qu'elle s'est d'abord développée : on s'est aperçu plus tard que cette même faculté peut exister dans les études qui, comme l'Histoire naturelle, semblent n'être qu'une réunion de faits isolés; ainsi, en étudiant l'organisation, on a reconnu d'abord que certains organes existent ou manquent toujours simultanément, tellement que la présence de l'un d'eux est un indice assez certain de l'existence des autres : on a reconnu ensuite qu'il est des organes qui exercent sur le reste de l'organisation une puissance telle, que de la disposition d'une seule partie, on peut déduire la forme de plusieurs autres parties de l'individu; ces deux principes ont fondé la théorie des familles naturelles, et de ce moment seul l'Histoire naturelle a été élevée au rang d'une science. Sous ce point de vue, il faut convenir que l'étude de la matière médicale , quoique la plus immédiatement utile parmi les connaissances humaines , est l'une des plus éloignées de la perfection ; en effet , cette perfection n'aura lieu que lorsqu'on pourra résoudre ce problème : Étant donné un être naturel quelconque, déterminer *à priori* l'effet que chacune de ses parties aura sur le corps humain, lorsqu'elle y sera appliquée dans des circonstances données ?

Les premiers essais ont été pendant longtemps des expériences faites au hasard , et la science ne consistait que dans le recueil de ces faits détachés. Ce n'est véritablement que dans les derniers siècles qu'on a cherché à lier par certains principes les faits nombreux que l'expérience avait constatés ou que les traditions avaient transmis. Ces principes, ou pour revenir à ma première idée, ces moyens de déterminer d'avance l'effet d'un médicament peuvent se classer sous trois chefs généraux ; les *qualités sensibles,* la *composition chimique* et *l'analogie naturelle.* Sans vouloir ici comparer ces trois moyens qui , subordonnés à l'expérience , peuvent conduire à la vérité , je m'attacherai seulement à développer ce qu'on peut attendre du dernier ; je ne ferai même cette recherche que relativement au règne végétal , parce que les expériences médicales ont été plus multipliées sur les végétaux que sur les deux autres règnes, et que la solution de cette question, relativement à l'un des deux règnes organisés , conduira facilement à un résultat analogue pour l'autre règne.

La plupart des auteurs anciens paraissaient croire que les plantes qui se ressemblent par leur forme extérieure, se ressemblent aussi par leurs propriétés; on peut du moins le présumer, d'après l'ordre dans lequel ils distribuent le plus souvent leurs médicaments, et d'après les comparaisons qu'ils ont contume d'établir entre eux; le premier naturaliste-médecin qui ait énoncé clairement cette opinion est Camerarius , auteur d'une dissertation *de convenientia plantarum in fructificatione et viribus* (Tubing. 1699) ; depuis lors , cette opinion est devenue en sujet de controverse habituelle , parmi les Médecins et les Botanistes; les uns, tels que

Isenflamm (1), Wilcke (2), Gmelin (3) et plusieurs autres, se sont décidés pour l'affirmative ; mais aucun n'a énoncé une opinion aussi formelle à cet égard, que Linné, dans sa dissertation sur les propriétés des plantes (4), où il établit que les plantes du même genre ont la même propriété, que celles du même ordre naturel ont des propriétés voisines, et que celles de la même classe ont aussi quelques rapports dans leurs vertus ; M. de Jussieu adopte la même opinion, et suit une gradation analogue dans un mémoire (5) sur le sujet qui nous occupe, où il applique à cette belle et grande question les principes de sa classification naturelle.

D'un autre côté, nous trouvons Vogel (6), Plaz (7), et surtout Gleditsch (8), qui s'élèvent contre la possibilité de juger des vertus des plantes d'après leurs formes extérieures et leurs caractères botaniques ; Cullen (9) même paraît y attacher peu d'importance, quoiqu'il reconnaisse la vérité de cette analogie dans un grand nombre de cas, et qu'il y revienne plusieurs fois dans le cours de sa matière médicale.

Au milieu de cette ambiguité parmi les autorités les plus respectables, j'ai cherché à fixer ma propre opinion sur ce sujet important ; et si je me hasarde à publier ici mes réflexions, c'est qu'il m'a semblé qu'on n'avait pas encore fait usage dans cette discussion de tous les moyens que nous donnent les progrès récents de

(1) Methodus plantarum medicinæ clinicæ adminiculum. Diss. Erlang. 1764.
(2) De usu systematis sexualis in medicinâ. Diss. Gryphyswalde. 1764.
(3) Botanica et chemia ad medicam applicata, Tubing. 1755. Journ. Phys. I, p. 48.
(4) Amæn. acad. 5, p. 148.
(5) Mém. de la Soc. de Méd. 1786, p. 188.
(6) Mat. méd. p. 12.
(7) De plantarum virtutibus ex ipsarum caractere botanico nunquam cognoscendis. 3. Dissert. Leips. 1762 et 1763.
(8) De methodo botanicâ dubio et fallaci virtutum in plantis indice. Diss. Francof. 1742.
(9) Mat. méd. I. p. 135.

2

l'Histoire naturelle, de la Chimie et de la Médecine elle-même ,
car toute la matière médicale se complique d'arguments et de faits
déduits de ces trois sciences, et c'est peut-être à cette cause qu'on
doit attribuer le peu de progrès qu'elle a fait jusqu'à présent.

La question que nous tentons de discuter ici, n'est pas seulement
de pure théorie, comme on pourrait le croire au premier coup-d'œil ;
elle intéresse de près le bien de l'humanité et le perfectionnement
des sciences naturelles et médicales. Elle tend à rattacher à un même
tronc toutes ces branches séparées de l'arbre de la science ; et dans
l'état actuel des connaissances humaines, dans une époque où des
faits nombreux sont inscrits sur les registres de chaque science, est-il
sans intérêt et sans utilité de collationner les registres de trois sciences, et d'en tirer les résultats généraux auxquels on est arrivé par
trois voies différentes ? La matière médicale est ce registre immense
où la Médecine, la Chimie, et l'Histoire naturelle, déposent leurs
découvertes : si j'ai osé en tracer un chapitre , je ne me suis pas dis-
simulé que je n'étais ni assez naturaliste, ni assez chimiste, ni assez
médecin, pour présenter aucune théorie nouvelle dans ces trois
sciences ; je n'ai tenté que de comparer les résultats. Je m'estimerai
heureux si mon travail peut faciliter et préciser les applications d'une
théorie fondée par d'autres, mais que je crois susceptible d'une plus
grande extension.

Si les principes et la connaissance exacte des familles naturelles
datait d'une époque plus reculée, nous pourrions sans doute indiquer
déja plusieurs découvertes de détail dues à cette théorie : quelques
exemples récents peuvent du moins nous les faire prévoir.

C'est entièrement sur la loi de l'analogie entre les propriétés et
les formes extérieures , que reposent les travaux intéressants des
médecins qui ont cherché à substituer les médicaments indigènes aux
médicaments exotiques. Connaîtrions-nous bien les propriétés émétiques de nos violettes, sans l'ipécacuanha ; les vertus purgatives de
nos liserons et de nos rumex, sans la scammonée et la rhubarbe ?
Aurait-on tenté dans plusieurs pays de se nourrir avec la racine cui-

sante de l'arum, si nous eussions méconnu les propriétés utiles de la colocase ? ou de faire du pain avec le gland commun, si nos pères n'avaient pas connu le gland doux ?

Mais étendons nos regards au dehors de notre Europe; et dans ce moment où de nouveaux centres de civilisation se forment de toutes parts, où les deux Amériques, le Bengale, la Nouvelle-Hollande, offrent des colonies européennes devenues maintenant indigènes de ces pays lointains, tentons de prévoir combien les médecins et les naturalistes de ces régions pourront être plus promptement et plus sûrement utiles à l'humanité, en se guidant dans leurs recherches sur la loi de l'analogie; ils ont quitté l'Europe, enrichis de nos connaissances sur les propriétés de certains végétaux. Arrivés sur une terre nouvelle, qu'au lieu de faire des essais au hasard, ils se guident par l'analogie; que les habitants des Indes cherchent dans leurs rubiacées un nouveau quinquina, une nouvelle garance (1), un nouvel ipécacuanha, et ils cesseront d'avoir besoin de recourir à l'Amérique et à l'Europe. C'est ainsi que les Américains deviendront chaque jour plus indépendants de l'Europe, en employant aux mêmes usages que nous des végétaux analogues : leurs chênes leur fournissent le tan ; leurs pins ont de la thérébentine comme ceux d'Europe. S'il est un pays où la théorie de l'analogie entre les formes et les propriétés peut devenir utile, c'est l'Amérique septentrionale, située à la même latitude que l'Europe, et peuplée de végétaux analogues.

Mais nous-mêmes pouvons tirer une grande utilité de la recherche de médicaments et d'aliments analogues parmi des végétaux étrangers. Demandons-le à ces voyageurs qui, loin de leur patrie, épuisés par de longues navigations, retrouvent sur une côte étrangère et inconnue, des végétaux qui ressemblent à ceux de leur pays : c'est ainsi que Forster, retrouvant une crucifère (*lepidium oleraceum*) dans les îles de la mer du Sud, s'en est servi avec succès comme anti-scorbutique ; c'est ainsi que Labillardière, en reconnaissant une

_____

(1) M. Aubert du Petit-Thouars l'a trouvée dans le *Danaïs* de Gommerson.

nouvelle espèce de cerfeuil dans son voyage autour du Monde, procura à tous ses compagnons de voyage une nourriture saine et agréable. Ces applications, qui deviendront tous les jours plus fréquentes, si la loi de l'analogie est admise, tendront tous les jours aussi à en prouver l'utilité.

Il en est d'autres d'un emploi moins immédiat, mais que nous ne négligerons cependant pas d'indiquer. Ainsi, en admettant cette théorie, on pourra mettre plus d'ordre et plus de méthode dans la description et la démonstration des médicaments ; on pourra présumer à priori la place d'un médicament dont on ignore la véritable origine : ainsi, on placera avec beaucoup de probabilité la gomme ammoniaque et le sagapenum parmi les produits des ombellifères, le beurre de galam parmi ceux des laurinées, etc.; on pourra enfin, de la connaissance des propriétés des plantes, déduire des conséquences relatives à leur classification ; j'aurai occasion de citer l'exemple du menyanthes, dont les propriétés fébrifuges indiquaient la place parmi les gentianées ; de même la racine vénéneuse de la méthonique ne prouve-t-elle pas la vérité de son rapprochement avec les colchicacées ? L'extrême différence médicinale des valérianes et des dipsacées ne confirme-t-elle pas leur séparation ?

On voit donc que cette théorie qui rapproche les connaissances médicales et botaniques, tend à perfectionner les unes par les autres, à rapprocher ces deux études autrefois tellement unies, qu'elles semblaient presqu'inséparables. Cherchons donc à nous faire une idée précise du degré de confiance qu'elle mérite.

Pour mettre quelqu'ordre dans les observations que je soumets ici au jugement des naturalistes et des médecins, je commencerai par développer les preuves générales de l'analogie qui existe entre les formes et les propriétés des plantes, et les règles d'après lesquelles doit se faire la comparaison exacte des formes et des propriétés des végétaux : j'appliquerai ensuite, dans ma seconde partie, ces règles, à chaque famille en particulier.

Ire PARTIE.

Principes et règles de la comparaison entre les formes et les propriétés des végétaux.

CHAPITRE Ier

PREUVES GÉNÉRALES *qu'il existe une analogie entre les propriétés et les formes extérieures des plantes.*

LES preuves générales que les propriétés médicales des plantes sont analogues à leurs formes extérieures, se déduisent de la théorie, de l'observation et de l'expérience.

§. Ier

Preuves déduites de la Théorie.

Si nous cherchons d'abord, par la seule théorie, d'où dérivent les propriétés des diverses substances employées dans l'art de guérir, nous arriverons, dans le plus grand nombre des cas, à en trouver la véritable source dans la composition chimique. Lorsqu'il s'agit de médicaments dont la nature est bien connue parce qu'elle est peu compliquée, tels que les sels, les terres, les acides, l'influence de leur composition ne peut être révoquée en doute, puisque le moindre changement dans cette composition intervertit la marche de leurs effets. Cette même loi se retrouve dans des médicaments plus compliqués, tels que ceux dont l'origine est due aux corps organisés; nous voyons toutes les matières organiques se réduire, en dernière analyse, en un certain nombre de substances dont la composition chimique est peu ou point variable, et qui, lorsqu'elles sont ramenées à leur état de pureté, conservent sensiblement les mêmes vertus; ainsi la fécule est toujours nutritive; la gomme ou le mucilage toujours adoucissant et relâchant; l'huile fixe toujours lubréfiante; l'huile volatile stimulante et aromatique, etc. Or, il est évident que ces divers éléments mélangés dans diverses proportions, doivent former des composés doués de nouvelles propriétés probablement intermédiaires entre celles des composants; nous concevons de plus que si, dans un grand nombre de cas, nous ne pouvons expliquer aussi clairement l'effet des médicaments composés, cette impossibilité tient beaucoup moins à la nature des choses qu'à notre propre ignorance; mais indépendamment de son action chimique, toute substance placée en contact avec le corps humain, agit par un simple effet mécanique, tels que son poids, sa masse, les aspérités ou le poli de sa superficie, sa faculté d'absorber ou d'exhaler l'humidité, de conduire ou de retenir le calorique, etc.; quelquefois aussi cette seconde source de l'action des substances étrangères est la seule qui ait lieu dans certains cas, et c'est ce qui arrive particulièrement dans les médicaments appliqués à l'extérieur. Nous voyons que tout l'effet des médicaments sur le corps humain, doit être rapporté, ou à sa structure physique, ou surtout à sa composition chimique.

Mais cette structure physique, cette composition chimique d'un médicament, ne dépendent-elles pas immédiatement de l'organisation du végétal qui le produit, et en particulier de la structure de cette classe d'organes qui a rapport à la nutrition? C'est un phénomène continuellement présent à notre examen, que de voir diverses plantes nées dans un sol parfaitement semblable, produire des matières très-différentes, tandis que des végétaux analogues nés dans des sols différents, y forment des produits semblables. Sans vouloir nier l'influence du sol sur la végétation, on ne peut disconvenir que la structure des organes nutritifs ne soit la véritable cause de la nature des produits, lorsqu'on voit que si dans le même sol sous un vase fermé qui renferme une quantité d'air suffisante, on sème deux graines, l'une de millepertuis, et l'autre d'ortie, au bout de quelques jours la première développera deux feuilles criblées de petites glandes remplies d'huile essentielle, tandis que la seconde portera de petits tubercules pleins d'une liqueur caustique. Peut-on révoquer en doute l'influence de la structure des organes nutritifs, lorsqu'on voit les diverses parties d'un végétal ou d'un animal renfermer des sucs diversement élaborés, doués de propriétés particulières, et cependant tous tirés primitivement de la même sève ou du même chyle ? Cette influence est tellement manifeste par la diversité des produits, que même dans les cas où nous n'apercevons aucune différence dans les organes, nous regardons cependant comme prouvé qu'il en existe, lorsque nous en voyons dans les résultats.

Mais, me dira-t-on, puisque c'est la structure des organes de la nutrition qui détermine la nature des produits d'un être organisé, c'est donc uniquement dans ces organes nutritifs qu'on doit chercher les principes d'une classification naturelle ; on a suivi cette marche dans la Zoologie, elle a conduit à une classification qui paraît conforme à la nature ; mais dans le règne végétal, on a pris les organes de la reproduction pour bases de la classification, et conséquemment la nature des produits végétaux n'a aucun rapport nécessaire avec leur classification.

Cette objection est trop importante, elle tient de trop près aux principes de la vraie Botanique, elle reviendrait trop souvent dans le cours de ce travail, pour que je ne me hâte pas d'y répondre aussi complètement que mes moyens me le permettront. Il est hors de mon sujet de démontrer ici, comme je crois qu'il est facile de le faire, que la différence qui se trouve dans la marche de la Zoologie et de la Botanique, n'est point arbitraire, mais tient à la nature essentielle des animaux et des végétaux : on a dû, dans chaque règne, classer les êtres d'après la fonction dont les organes offraient le plus de variété d'espèce à espèce, et le plus de constance d'individu à individu ; car toute fonction, pourvu qu'on la connaisse entièrement, peut conduire à une classification naturelle. Cette proposition, qui pourrait paraître hasardée, deviendra, je pense, au moins très-probable à celui qui réfléchira que dans un corps organisé, aucune fonction n'est isolée, mais que chacune d'elles est modifiée par l'autre ; à celui surtout qui aura vu qne dans tous les corps organisés, nous trouvons certains organes dont l'existence et la forme sont intimément liés, quoique nous ne puissions encore apercevoir entre eux aucune relation.

L'étude des rapports naturels n'est autre chose que l'observation de la constance plus ou moins grande de ces réunions d'organes : d'après ce principe, le naturaliste place à côté les uns des autres tous les êtres qui ont le plus grand nombre d'organes communs ou semblables, et sépare ceux qui n'en possèdent en commun qu'un petit nombre ; d'où résulte que, tandis que la perfection d'un système artificiel est de ne compliquer le caractère des classes que du plus petit nombre d'idées possible, une méthode naturelle est au contraire d'autant plus parfaite, que les caractères des classes peuvent exprimer un plus grand nombre d'idées.

Mais approchons-nous davantage de la question. S'il est démontré qu'une famille naturelle renferme les plantes qni ont le plus grand nombre de rapports dans les organes de la reproduction, l'analogie la mieux fondée ne porte-t-elle pas à croire qu'elles en auront aussi dans ceux de la nutrition ? Nous voyons déja que, dans le règne animal, quoique les classes soient établies d'après les organes de la nutrition, en prenant ce terme dans le sens le plus général, elles correspondent cependant d'une manière assez étendue avec les organes de la génération : de même nous voyons que, dans les plantes, les caractères les plus importants de la reproduction, tels, par exemple, que la division des végétaux, selon que la graine est acotyledone, monocotyledone ou dicotyledone, se trouve maintenant d'accord avec la division tirée de la disposition des vaisseaux.

Si nous ne pouvons pas encore annoncer avec certitude de tels rapprochements généraux entre les caractères secondaires de la fructification et ceux de la nutrition, nous en voyons cependant des exemples assez nombreux, pour être autorisés à penser que ces rapports existent réellement. Ainsi, lorsque, sur plusieurs milliers d'individus, nous observons, sans en savoir la cause, que toutes les fois qu'une plante a six étamines, dont deux opposées plus courtes que les autres, elle a quatre pétales disposés en croix, nous admettons comme certaine la concordance de ces deux faits ; si, sur le même nombre d'individus, nous trouvons que les feuilles sont alternes, nous admettons cette seconde réunion de caractères, quoique tirée d'organes plus éloignés, avec autant de facilité que la première, puisque nous ignorons la cause de l'un et de l'autre. Il serait facile de multiplier à l'infini des exemples semblables : mais il me paraît que les considérations que je viens de présenter, tendent à prouver que la structure des organes de la reproduction des végétaux ; peut être un indice assez certain de la structure des organes de leur nutrition ; mais s'il est vrai, comme je l'ai avancé plus haut, que la structure des organes de la nutrition détermine la nature des produits du végétal, et conséquemment ses propriétés, il faudra convenir que les propriétés des plantes sont d'accord avec leur classification en familles naturelles. Tel est du moins le résultat général de la théorie.

§. I I.

Preuves déduites de l'Observation.

Abandonnons cependant ce guide dangereux, qui, lors même qu'il tient la bonne route, dépasse souvent le point où la vérité se trouve réellement, et recherchons si la simple observation des phénomènes ne nous donnerait pas, indépendamment de toute expérience, quelqu'indice sur les propriétés des plantes qui se ressemblent par la forme extérieure. Ici l'instinct des animaux va nous servir de guide ; parmi les herbivores on peut distinguer deux classes ; ceux

3

qui se nourrissent indifféremment de presque tous les végétaux, et ceux qui sont destinés à ne se nourrir que d'une seule plante.

Parmi les premiers nous observerons, non les végétaux qu'ils recherchent, ce qui serait trop long, mais ceux qu'ils rejettent; et nous pourrons remarquer qu'à l'exception des plantes qui, par leurs épines ou leur dureté, se soustraient à la voracité des animaux, ceux-ci rejettent ou recherchent également toutes les espèces d'un genre ou d'une famille; ainsi les bœufs laissent intactes toutes les labiées, toutes les véroniques; les chevaux presque toutes les crucifères; les bœufs, les chevaux, les moutons, les cochons, les chèvres, ne mangent presqu'aucune solanée, tandis que ces animaux dévorent avidement les graminées, les légumineuses, les composées (1).

Les animaux naturellement bornés à une seule nourriture étendent souvent leurs dégats sur des espèces du même genre ou de la même famille; les insectes pourraient fournir mille exemples de ce genre d'instinct; ainsi le *curculio scrophulariæ* L. , *le cinips rosæ* L. , la *psylla juncorum* L. , le *curculio rumicis* L. , le *cynips salicis ,* etc. attaquent plusieurs espèces des genres dont ils portent le nom, et quelques-uns vivent indifféremment sur toutes; ainsi l'insecte précieux qui nous fournit la soie est nourri dans divers pays avec les feuilles du mûrier blanc, du mûrier noir, du mûrier des Indes, du mûrier de Tartarie, du mûrier rouge. Allons plus loin, et nous trouverons quelques insectes dont l'instinct dépasse les limites du genre; ainsi le sphinx du troène vit sur le troène, le frène, les lilas: le papillon du chou sur le chou, la rave, la giroflée: la chenille du *papilio Daplidice* vit sur toutes les plantes voisines du chou et sur le réséda, genre le plus voisin des crucifères que nous ayons dans ce climat; la larve, nommée par Reaumur teigne à falbala, m'a offert un exemple frappant de cette espèce d'instinct; on ne la trouve jamais dans la nature que sur l'astragale à feuille

---

(1) Linné. *Pan Suecus.*

de réglisse ; lorsque je mettais ces larves paître sur une touffe d'herbes, où elles ne trouvaient point de cet astragale , elles se jetaient sur les autres légumineuses , et ne mangeaient de plantes d'une autre famille que lorsqu'elles ne pouvaient trouver aucune légumineuse à dévorer. Dans tous ces exemples qu'il eût été facile de multiplier, la nature ne semble-t-elle pas nous dire elle-même que les sucs des espèces congénères jouissent des propriétés analogues !

Les mêmes phénomènes que les animaux viennent de présenter, nous les retrouverons en suivant l'histoire des végétaux parasites ; nous pourrons encore ici, parmi les véritables parasites, distinguer ceux qui vivent indifféremment sur un grand nombre de plantes, comme le gui blanc, qui croît sur presque tous les arbres, et ceux que la nature a déterminé pour vivre sur une seule espèce , un seul genre ou une seule famille ; tel est par exemple le *cytinus hypocistis* , qu'on trouve dans le midi de la France sur plusieurs espèces de cistes arbrisseaux ; mais dans cette dernière classe, l'exemple le plus frappants sera tiré des champignons parasites, et sous ce nom, je n'entends pas ces champignons qui vivent sur les troncs morts ou sur l'écorce des arbres vivants , puisqu'ils ne tirent rien de l'intérieur de la plante, et se nourrissent seulement de l'humidité superficielle ; mais je désigne ces urèdo, ces œcidium, ces puccinia qui naissent sous l'épiderme, se nourrissent du suc de la plante , et sont presque tous strictement fixés à une seule espèce. Ces petits végétaux à peine visibles à l'œil et comparables aux poux et aux ricins des animaux, semblent, aussi bien que les insectes, connaître la classification naturelle, et au défaut de leur nourriture, trouvent un aliment analogue dans les espèces voisines ; ainsi les puccinies des rosiers (1), des ronces (2), des circées (3) , des menthes (4), des raiponces (5) ;

(1) Puccinia rosæ. *Fl. fr.* Pucc. mucronata. *Pers.*
(2) Puccinia rubi. *Hedw. fil.*
(3) P. circeæ. *Pers.*
(4) P- menthæ. *Pers.*
(5) P. phyteumarum. *Fl. fr.*

des trèfles (1), les uredo des rosiers (2), des ronces (3), les æcidium du pin (4), des violettes (5), des prenanthes (6), du tussilage (7), vivent indifféremment sur différentes espèces des genres dont ils portent le nom ; bien plus, les trois espèces (8) de plantes confondues sous le nom de tremelle des genevriers, et qui constituent un genre particulier, vivent toutes les trois sur diverses espèces de genevriers, et ont même attaqué les genevriers étrangers naturalisés dans nos jardins. Allons plus loin, et nous trouverons quelques espèces parasites sur des familles entières ; ainsi la sphérie des graminées (9), l'uredo des bleds (10) et l'uredo linéaire (11) attaquent toutes les espèces de graminées de nos prés et de nos moissons ; l'*uredo mycophila*, Pers. se trouve sur plusieurs de nos grands champignons ; l'æcidium des borraginées (12), l'uredo (13) et l'æcidium des chicoracées (14) croissent sur presque toutes les espèces indigènes de ces familles.

Par un si grand nombre d'exemples la nature ne semble-t-elle pas, je le répète, nous indiquer elle-même que les sucs secrétés par des plantes de même genre ou de même famille, sont doués des mêmes propriétés alimentaires.

(1) Puccinia trifolii. *Hedw. fil.*

(2) Uredo rosæ, *Pers.*

(3) Uredo rubi. *Fl. fr.*

(4) Æcidium pini. *Pers.*

(5) Æcidium violarum. *Fl. fr.*

(6) Æcidium prenanthis. *Pers.*

(7) Æcidium tussilaginis. *Pers.*

(8) Gymnosporangium conicum. *Hedw. fil.* -G. fuscum. *Fl. fr.* -G. clavariæforme. *Fl. fr.*

(9) Sphæria graminum. *Pers.*

(10) Uredo segetum. *Pers.*

(11) Uredo linearis. *Pers.*

(12) Æcidium asperifolii. *Pers.*

(13) Uredo cichoracearum. *Fl. fr.*

(14) Æcidium cichoracearum. *Fl. fr.*

§. I I I.

Preuves déduites de l'Expérience.

L'observation des phénomènes naturels a confirmé les résultats de la théorie ; mais l'observation elle-même qui ne conclut les généralités que par analogie, a besoin d'être soumise au jugement de l'expérience qui, dans les sciences physiques, décide en dernier ressort, comme l'usage dans les langues. Ce recours à l'expérience est d'autant plus nécessaire dans ce cas qu'en observant les mœurs des animaux, nous trouvons d'autant plus d'exceptions que les animaux sont plus voisins de l'homme.

Si j'ouvre d'abord l'histoire de la matière médicale, j'observe qu'un grand nombre des médicaments, même les plus actifs, qui, dans l'enfance de la science, avaient été regardés comme les produits d'une seule plante, se sont trouvés lorsque leur histoire a été mieux suivie, appartenir à plusieurs espèces voisines ; ainsi le quinquina est tiré de toutes les espèces de *cinchona* , la rhubarbe de tous les *rheum*, l'opium de plusieurs pavots , le semen-contra de plusieurs absinthes, la térébenthine de la plupart des pins ; ainsi l'histoire mieux connue de la gomme adragant , nous montre qu'on la tire de plusieurs astragales épineux , et il en est de même de la gomme arabique ; ainsi les racines de plusieurs violettes essayées dans des lieux divers , se sont trouvées émétiques , et je crois avoir rendu probable que la propriété vermifuge de l'helmintochorton est commune à plusieurs ceramiums. Plusieurs espèces du même genre produisent donc des médicaments tellement semblables qu'avant de connaître leur histoire, on les avait réunis sous un même nom.

Il en est d'autres qui , mieux connues parce qu'elles sont indigènes, ont été toujours regardées comme douées des mêmes vertus ; ainsi toutes les mauves sont émollientes, les cochlearia anti-scorbutiques, les gentianes fébrifuges, les aconits et les hellébores caustiques et dangereux, les euphorbes âcres et purgatives, etc.

Allons plus loin, et nous verrons que, lorsqu'une propriété bien marquée a été reconnue dans un genre, nous la retrouvons à un degré plus ou moins prononcé dans d'autres plantes de la même famille ; ainsi le pinkneya, voisin du quinquina, est, selon le témoignage de Michaux, employé comme fébrifuge ; plusieurs rumex participent aux propriétés purgatives de la rhubarbe ; plusieurs matricaires, achillées et tanaisies à celles de l'absinthe, etc.

L'analogie est quelquefois si prononcée que la famille entière participe aux mêmes vertus ; toutes les graminées ont des graines farineuses et nutritives, et des tiges pleines d'une sève plus ou moins sucrée ; les labiées sont stomachiques et cordiales ; les ombellifères ont des semences toniques et stimulantes ; celles des euphorbiacées sont âcres et purgatives ; le suc des conifères est résineux ; l'écorce des amentacées est astringente et fébrifuge, etc.

On peut même soupçonner quelques ressemblances dans les propriétés de certaines familles qui se ressemblent par l'organisation ; c'est ce qu'on peut déduire des rapports qui existent entre les gentianées et les apocinées, les personées et les solanées, les rhodoracées et les ericacées, les myrtées, les lythraires et les rosacées, etc.

Ajoutons à tous ces exemples que la lecture comparative des récits des voyageurs prouve que les plantes du même genre ou de même famille ont été employées aux mêmes usages par des peuples fort éloignés qui ne s'étaient point communiqués entr'eux ; ainsi les racines du *dracæna terminalis* sont employées par les Indiens aux mêmes usages que celles du *smilax sarsaparilla* dans l'Amérique méridionale ; ainsi l'écorce du *rhizophora gymnorhiza* sert à teindre en noir dans les Indes, et les habitants du Chili emploient au même usage le *lonicera corymbosa* ; ainsi l'*eugenia Malaccensis* aux Indes, et plusieurs myrtes au Pérou, sont employés contre la dysenterie ; les liserons des quatre parties du monde sont la plupart employés comme purgatifs par différens peuples. J'aurai occasion dans la seconde partie de revenir sur tous ces exemples d'uniformité de vertus ; mais nous ne devons point dissimuler qu'au milieu de ce grand nombre de faits qui tendent à confirmer la théorie, il se présente plusieurs exceptions frappantes : la dangereuse ciguë est à côté de l'utile carotte, la douce patate touche l'âcre jalap, l'amère coloquinte trompe l'œil par sa ressemblance avec le melon, la pomme de terre se trouve classée au milieu des poisons, l'ivraye parmi les céréales, et l'arbre le plus voisin du cerisier fournit le poison le plus actif du règne végétal.

Peut-on raisonnablement tirer quelque conclusion décisive lorsqu'on trouve dans les végétaux des exemples si contradictoires, des anomalies si étranges? Avant de chercher à les résoudre, commençons par établir avec exactitude les règles d'après lesquelles doit se faire la comparaison des propriétés des plantes avec leurs formes extérieures.

CHAPITRE II.

RÈGLES DE LA COMPARAISON entre les propriétés et les formes extérieures.

Parmi les règles que l'on doit observer dans la solution de la question qui nous occupe, il en est qui sont plus particulièrement relatives à la Botanique, d'autres à la Chimie, et d'autres à la Médecine ; je vais les indiquer succinctement, et les développer par quelques exemples.

§. I.er

Examen de la classification.

Entre ces moyens d'arriver à la vérité, le plus indispensable est de chercher à nous faire une idée précise de la classification naturelle.

Lorsqu'on a eu étudié les espèces, on a groupé en genres celles

qui offraient un certain nombre de caractères communs ou semblables ; on a fait ensuite le même travail sur les genres , et on les
a groupés en familles , d'après des principes analogues. Lorsque les
auteurs de ce vaste travail ont voulu faire passer leurs résultats dans
l'esprit des autres hommes , ils ont été obligés , pour la rédaction de
leur ouvrage , de ranger les espèces dans les genres , et les genres
dans les familles , d'après une série continue : de cette méthode ,
peut-être nécessaire pour l'étude , il est résulté que plusieurs naturalistes ont cru que les êtres naturels formaient réellement une
chaîne ou série continue où les genres et les familles formaient seulement des points de repos ; on s'est même confirmé dans cette idée ,
en croyant reconnaître une semblable série dans le règne animal.
Mais la nature ne marche point comme nos livres ; chaque être se
trouve réellement placé entre un certain nombre d'autres êtres avec
lesquels il a plus ou moins de rapport ; et le seul moyen de nous faire
une idée de cette disposition , est de nous représenter les êtres naturels placés, non en série , mais sur une carte géographique. Cette
idée , indiquée par Linné, développée par L'Héritier et Petit-Thouars,
incomplètement exécutée par Gisèke et par Batsch , n'est en ce moment pour nous qu'une métaphore propre à jeter du jour sur la
question qui nous occupe ; imaginons cette carte exécutée : les espèces sont les bourgs ; les genres répondent aux provinces; les familles sont les empires ; les classes sont analogues aux parties du
monde , et les plantes encore isolées sont représentées par des îles
éloignées de tout continent. Si, dis-je, cette carte exécutée complètement paraissait devant nous, la première chose qui frapperait nos
regards , comme dans une vraie carte géographique , serait que dans
certains empires ou dans certaines provinces, les bourgs sont très-
rapprochés les uns des autres, tandis que dans d'autres nous les ver-
rions très-éloignés. Cet éloignement tient, comme dans la géographie,
à deux causes: ou bien à ce que les êtres intermédiaires sont encore
inconnus ou bien à ce que la nature a réellement laissé dans l'ordre des
êtres, çà et là, des espaces vides, tout comme elle a laissé sur le globe,

des marais et des déserts inhabitables. Voilà donc une première cause d'inexactitude, la distance inégale des êtres dans divers genres ou dans diverses familles naturelles : on ne doit pas plus s'étonner que les graminées, les labiées, les crucifères et les malvacées, se rapprochent beaucoup par leurs propriétés, tandis que les caprifoliacées, les rutacées, les urticées, et quelques autres familles, offrent des anomalies, qu'on n'est surpris, dans l'ordre social, de voir les pays très-peuplés et très-civilisés offrir des mœurs uniformes, tandis que les régions presque désertes ou coupées par des fleuves et des chaînes de montagnes, offrent de grandes différences.

2.º Quelquefois, dans l'ordre politique, on réunit un bourg isolé ou une petite île à la province la plus voisine : ainsi dans l'ordre naturel, pour éviter la multiplicité des divisions, on accole à un genre ou à une famille, une espèce qui en diffère par l'organisation ; c'est ce qui est arrivé, quand on a réuni la ficaire aux renoncules, la mâche aux valérianes, ou bien les valérianes elles-mêmes aux dipsacées, les fumeterres aux papaveracées, etc. Dans ces cas, si les propriétés diffèrent, c'est que l'organisation diffère aussi, et l'exception confirme la règle.

3.º Il arrive souvent que telle plante qui s'éloigne, par ses propriétés, de la famille ou du genre dans lequel on l'a placée, se trouve appartenir réellement à une famille différente, lorsque son organisation est mieux connue ; ainsi, le ményanthes, réuni d'abord avec les primulacées, étonnait par ses propriétés fébrifuges ; M. Ventenat a prouvé, par l'organisation du fruit, qu'il appartient à la famille des gentianées, où l'on retrouve la même vertu. Ainsi, je crois avoir fait disparaître l'une de ces anomalies, en prouvant que le nénuphar est réellement dicotyledone, et touche à la famille des pavots, dont ses vertus sédatives le rapprochent. Des observations analogues dues au perfectionnement de la science, tendront probablement dans la suite à diminuer le nombre des exceptions connues ; et l'on peut déja remarquer dans plusieurs cas, que les plantes qui s'éloignent du groupe par les propriétés, s'en éloignent aussi par la structure ; tel

4

est le quassia parmi les magnoliers, le poivrier parmi les urticées,
le noyer parmi les thérébinthacées, dont M. Lamarck l'a déja
séparé, etc.

§. I.I.

Comparaison des organes.

L'examen de la classification vient déja de faire disparaître quelques-unes des exceptions qui semblaient contraires aux résultats que
la théorie nous a indiqués ; essayons maintenant de déterminer comment on doit comparer les propriétés des différentes plantes les unes
avec les autres.

Il me semble nécessaire de distinguer ici les propriétés générales,
c'est-à-dire, communes à toutes les parties de la plante et les propriétés spéciales, c'est-à-dire, particulières à l'un de ses sucs ou à l'un
de ses organes.

Quant aux premières, on ne doit y donner, selon moi, qu'une
médiocre attention ; ces propriétés générales sont évidemment un
résultat du mélange de toutes les propriétés spéciales, et dépendent
uniquement de la proportion diverse des parties de la plante; proportion extrêmement variable et de peu d'importance à observer
sous le point de vue qui nous occupe. Si les sucs exprimés de certains
végétaux ont des propriétés constantes, c'est qu'ils sont composés de
certains sucs particuliers dont la proportion est à-peu-près fixe dans
la plante ; et sous ce point de vue, ils rentrent dans la classe des
propriétés spéciales.

Celles-ci me paraissent seules dignes de fixer notre attention dans
la comparaison que nous cherchons à établir : il est évident qu'on
doit mettre en parallèle chaque organe d'une plante avec l'organe
correspondant d'une autre plante ; et sous ce point de vue, plus on
descendra dans les détails, plus on approchera de l'exactitude. Ainsi,
combien ne voyons-nous pas de plantes qui jouissent de propriétés
fort différentes dans leurs diverses parties ? M. de Jussieu nous offre

un exemple frappant de l'utilité de cette exactitude, en nous montrant
que dans les graines des euphorbes et de plusieurs autres plantes,
le périsperme est doux et sain, tandis que l'embryon est âcre et fortement purgatif. D'après le principe que je viens d'énoncer, et que
son évidence dispense de prouver, nous ne comparerons point les
tubercules de la pomme-de-terre avec les baies des autres sola-
nums, les racines des carottes avec les feuilles des ciguës, et nous
verrons déja s'effacer quelques-uns des traits qui semblaient les plus
prononcés contre l'analogie; nous les verrons diminuer encore, si
nous suivons les conséquences de cette comparaison d'organes.

1.° Il est évident que si quelques plantes d'une famille possèdent
un organe particulier qui soit nul ou très-peu développé dans les
autres plantes de la famille, nous ne devons pas nous étonner si les
propriétés particulières à cet organe ne se trouvent pas dans les
autres plantes de la famille : ainsi, si la pulpe des vanilles jouit de
propriétés aromatiques qui ne se retrouvent point dans la famille des
orchidées, n'en trouvons-nous pas la cause, en remarquant que la
pulpe qui entoure leurs graines, manque entièrement dans les autres genres de cette famille ? N'en est-il pas de même pour la pulpe
douce et laxative de la casse et du tamarin, qui manque dans la
plupart des légumineuses ? Allons plus loin, et nous trouverons certains organes pour ainsi dire accidentels, qui jouissent des mêmes
propriétés toutes les fois qu'ils se développent, quelles que soient
d'ailleurs les propriétés de la famille ; ainsi, les tubercules qui
naissent sur les fibres de certaines racines, et qu'il faut bien distinguer des tumeurs dues au simple renflement de la souche radi-
cale, sont tous des espèces de réservoirs pleins d'une fécule douce
et nourrissante, comme on le voit dans la pomme-de-terre, le topi-
namboux, la patate, la filipendule, etc.

2.° Si, au contraire, les propriétés dont nous faisons le plus fréquent usage appartiennent à quelqu'organe éminemment essentiel
à la famille, nous trouverons aussi que ces propriétés offriront peu
de variations. Ainsi le périsperme farineux des graminées est partout

nutritif et d'une saveur agréable ; les graines des ombellifères qui offrent toutes de petits vaisseaux remplis d'huile essentielle, sont toutes stimulantes et aromatiques, etc.

3.º Si les mêmes propriétés paraissent se retrouver dans des plantes voisines, mais dans des organes différents, on peut, ce me semble, trouver la cause de cette anomalie, en étudiant avec plus de soin les rapports de ces organes. Ce sujet, qui tient à l'anatomie végétale, exigerait des développements assez longs et peut-être des connaissances que la Botanique n'a point encore acquises; je me contenterai de citer quelques exemples qui pourront en faire sentir l'utilité. Lorsqu'on examine la série des plantes monocotyledones, on est surpris de voir les bulbes d'un grand nombre de liliacées fournir de la fécule à-peu-près comme le tronc des palmiers, tandis que quelques autres racines bulbeuses ont une propriété purgative analogue à celle du suc que l'aloës renferme dans sa tige et dans ses feuilles. Cette ressemblance entre les tiges et les bulbes, qui peut paraître une exception à la règle que j'ai tenté d'établir, en est au contraire à mes yeux une confirmation ; l'anatomie végétale prouve, ce me semble, que la bulbe ne doit point être assimilée aux racines, mais aux tiges : je m'explique.

Dans toutes les bulbes, on distingue trois parties : les radicules qui en sortent en dessous, et qui sont les vraies racines; les écailles ou tuniques qui l'entourent en dessous, et qui sont des feuilles avortées ; un plateau ordinairement plane et orbiculaire, qui, selon moi, est la tige de la plante; je fonde cette opinion, 1.º sur ce que ce plateau porte, comme nous venons de le voir, les feuilles d'un côté, et les racines de l'autre, ainsi que toutes les véritables tiges; 2.º sur ce qu'il s'alonge quelquefois par la culture, dans les individus d'une même espèce, de manière à prendre l'apparence d'une tige ; 3.º sur ce que des espèces évidemment congénères, telles que certains aulx, certains anthérics offrent, les uns un plateau, d'autres une souche plus ou moins alongée; 4.º sur ce que parmi les liliacées nous ne voyons de bulbes que parmi les plantes sans tige, et réciproquement ; 4°. sur ce que certaines graminées présentent accidentellement la formation d'une bulbe dûe à la même cause, c'est-à-dire, au rabougrissement de la partie inférieure de la tige, qui se trouve alors recouverte par la gaîne des feuilles ; 6.° sur ce que si les bulbes n'étaient pas des tiges rabougries, on verrait les jeunes caïeux tendre, non à monter, mais à descendre comme les véritables racines. Je vais plus loin; et je crois que par des arguments absolument semblables, on peut prouver que dans toutes les dicotyledones, il n'existe point de plante véritablement dépourvue de tige (*acaulis*), mais que la tige existe rabougrie au collet de la racine, et que par conséquent ce qu'on nomme hampe, doit être assimilé aux pédoncules et non aux tiges : alors on concevra comment dans la même famille et dans le même genre, il se trouve des plantes dites *caulescentes* et *acaules* ; on concevra en particulier, pour me rapprocher de mon sujet, comment tous les plantains, toutes les chicoracées, un grand nombre de légumineuses, ont les mêmes propriétés, quoique distinctes en apparence par un caractère aussi singulier que l'existence ou l'absence d'une partie aussi importante que la tige.

§. I I I.

Examen des circonstances où se trouvent les végétaux au moment où on les emploie.

Nous avons jusqu'ici examiné les restrictions que la structure même des végétaux apporte à la loi de l'analogie entre les formes et les propriétés ; il nous reste maintenant à déterminer l'influence qu'exercent sur cette loi les circonstances où se trouvent les végétaux à l'époque où l'on a coutume de les employer.

Parmi ces circonstances accidentelles, la plus importante à examiner est celle qui tient à la nature du terrain dans lequel la plante a végété. Quoique la manière dont le sol influe sur les végétaux soit

encore mal connue, on ne peut cependant méconnaître son importance. M.Théod. de Saussure vient de nous montrer que cette influence
s'étend plus loin qu'on ne le croyait, en remarquant que les mêmes
plantes nées dans des terrains granitiques ou calcaires, offrent des
différences notables dans leur composition chimique et dans leurs
propriétés nutritives. L'attention des physiologistes est éveillée depuis trop peu de temps sur cet objet, pour que nous puissions en
tirer encore des conséquences directes ; mais nous connaissons davantage l'influence du sol sous d'autres rapports : ainsi, dans certaines familles nous voyons les propriétés des mêmes plantes varier
beaucoup, selon qu'elles ont crû dans un lieu sec ou dans un sol
humide ; l'*heracleum sphondilium*, plante commune dans nos prai-
ries, et que les différents bestiaux mangent d'ordinaire sans inconvénient, devient quelquefois vénéneuse, lorsqu'elle croît dans un
lieu trop humide, ou que l'année est trop abondante en pluie. Nous
voyons de même le céléri âcre, nauséabond et vénéneux, lorsqu'on
le recueille dans les marais où il croît naturellement, devenir doux
et propre à notre nourriture, lorsqu'il est cultivé dans un terrain sec.
Si la même espèce d'ombellifère nous offre des anomalies semblables,
devons-nous être surpris de voir les autres plantes de cette famille
acquérir en général une propriété plus ou moins vénéneuse, lorsqu'elles croissent dans les lieux aquatiques, comme on le voit par le
phellandrium aquaticum, *cicuta virosa*, *æthusa cynapium*, *œnanthe
crocata*, etc. ; tandis qu'au contraire celles qui croissent dans les
lieux secs, et exposés au soleil, sont toutes plus ou moins douces, aromatiques et stimulantes ; telles sont : *angelica archangelica*, *corian-
drum sativum*, *anethum fœniculum*, etc. ? D'après la même observation, doit-on s'étonner si les ombellifères vénéneuses sont toutes
originaires des pays froids ou tempérés, tandis que celles qui croissent dans les pays chauds, sont toutes aromatiques et utilement employées comme stimulantes.

Cette même influence de l'humidité plus ou moins grande du sol,
se fait sentir dans plusieurs autres cas, et c'est à cette cause qu'est

due en partie la supériorité des plantes cueillies sur les montagnes d'avec les mêmes espèces récoltées dans les plaines. Cette différence est due encore à une seconde cause, qui modifie puissamment les produits des végétaux; je veux parler ici de la plus ou moins grande quantité de lumière dont ils sont frappés.

Le soleil influe sur les propriétés des plantes, par sa chaleur, qui en dégage l'humidité surabondante, et par sa lumière, qui favorise la combinaison du carbone : la réunion de ces deux effets tend toujours à exalter les propriétés des plantes ; d'où résulte deux faits en apparence contraires : si les plantes d'une famille sont douées de propriétés qui exigent la combinaison parfaite des matières élémentaires, telles que les ombellifères, on les trouve d'autant plus utiles, qu'elles croissent plus exposées au soleil : si, au contraire, les sucs d'une autre famille tendent à former des composés amers ou nuisibles par leur âcreté, on empêche ces sucs d'atteindre à leur perfection, soit en employant les plantes dans leur première jeunesse, comme on le fait pour la famille des asparagées et des chicoracées, soit en prolongeant, pour ainsi dire, cette jeunesse, par la privation de la lumière ou l'étiolement; c'est ce qui arrive pour plusieurs chicoracées et cynarocéphales. Je saisis cette occasion de faire remarquer comment, dans certains cas, la théorie des familles naturelles vient au secours de la physique végétale, pour expliquer certaines anomalies apparentes produites par un même agent.

Indépendamment de l'influence du sol et de la lumière, on peut encore observer que l'âge même de la plante influe sur ses propriétés aussi bien que l'époque à laquelle on en fait la récolte : ainsi le colchique est beaucoup plus dangereux au printemps qu'à l'automne ; ainsi les fruits jouissent de propriétés bien différentes, selon que leur maturité est plus ou moins avancée. Ces sources d'erreurs sont si frappantes, qu'il suffit de les énoncer ici.

§. I V.

Composition chimique.

Nous venons de parcourir les différentes circonstances que la structure même des végétaux nous présente pour expliquer les ano-malies contraires à la théorie. Considérons un instant, sous le même point de vue, la nature chimique des plantes : de même que parmi les caractères botaniques il en est de constants, et d'autres plus ou moins accidentels ; de même aussi parmi les substances que la Chi-mie découvre dans le règne végétal, il en est qui, comme la fécule, la résine, le camphre, etc., s'y présentent d'une manière fixe et constante, et d'autres qui offrent habituellement des variations dans les proportions de leurs éléments, et conséquemment dans leurs propriétés ; dans cette dernière classe, je citerai particulièrement les gommes-résines, qu'on regarde avec assez de vraisemblance comme des combinaisons naturelles de gommes et de résines. D'après cette idée, on peut comprendre facilement que si la gomme d'un côté, et la résine de l'autre, ont des propriétés différentes, comme l'ex-périence le prouve, les gommes-résines devront avoir des propriétés très-diverses, selon les proportions de ces deux éléments ; et l'ob-servation nous montre, en effet, que plusieurs des familles dans les-quelles nous avons remarqué les anomalies les plus frappantes, abon-dent en sucs gommo-résineux ; telles sont, par exemple, les familles des ombellifères et des liserons : on pourrait encore citer comme un exemple de mélange de principes divers, et conséquemment de propriétés différentes, ceux des matériaux immédiats des végétaux, auxquels on a donné les noms d'extractif, de matière colorante, de sève, etc.

Indépendamment des combinaisons intimes de certains principes, telles que celles dont nous venons de citer des exemples, on observe souvent encore de simples mélanges formés par la réunion de principes différents bien connus des chimistes. Ainsi, plusieurs de nos racines usuelles sont composées de deux principes très-distincts, une fécule douce et nourrissante, et une matière extractive plus ou moins âcre et stimulante ; les proportions diverses de ces deux principes font naître entre des plantes très-semblables, des anomalies assez singulières : ainsi dans le genre *arum*, nous trouvons des racines nourrissantes, telles que les *A. esculentum* et *colocasia*, et des racines âcres et corrosives, telles que l'*A. maculatum* ; on pourrait citer de même le manioc, la bryone, qui offrent des mélanges semblables.

On peut encore trouver la solution de quelques anomalies dans un autre genre de considérations chimiques : on sait que parmi les matériaux immédiats des végétaux, il en est qui ne sont que divers états particuliers d'une même substance ; ainsi le corps muqueux se change en sucre ; le sucre semble fournir les éléments de la fécule ; l'huile fixe se transforme en cire, et l'huile volatile en résine, par l'addition de l'oxigène, etc. Ces diverses transformations dont nous sommes encore loin de connaître toute l'étendue, peuvent, dans plusieurs cas, nous servir de moyens pour concevoir comment des plantes de la même famille naturelle peuvent nous offrir des substances assez différentes en apparence : ainsi certaines conifères, au lieu de résine entièrement formée, nous présentent de l'huile volatile, c'est-à-dire, de la résine incomplètement oxigenée ; ainsi le caoutchouc, qui est produit, comme on sait, par le suc de l'hevea, plante de la famille des euphorbes, paraît se retrouver dans le suc des autres euphorbiacées, mais dans un état incomplet et non développé : on sait, en effet, que le suc du ricin et celui de plusieurs euphorbes, étant desséché à l'air, acquiert une couleur brune, et conserve pendant quelque temps une élasticité assez remarquable. Nous trouvons donc dans les connaissances chimiques actuelles, trois moyens d'expliquer les anomalies qu'on observe dans les familles naturelles, savoir : la combinaison intime de divers éléments, le mélange de différents principes, et l'état plus ou moins complet de chacun d'eux.

5

§. V.

Comparaison du mode d'extraction et de préparation.

Ces considérations et plusieurs autres qui sont du ressort immédiat de la chimie, nous expliquent comment des différences en apparence légères dans le mode d'extraction et de préparation des médicaments, influent puissamment sur leur nature, et conséquemment sur les propriétés apparentes des plantes dont on les extrait. Mais il est évident qu'il ne peut exister de comparaison exacte entre les produits des végétaux, que dans le cas où l'extraction et la préparation de ces produits a été suffisamment semblable pour ne point altérer ou pour altérer également leur nature. Pourrait-on, par exemple, tirer la moindre conclusion relativement aux propriétés réelles des plantes, de la nature que leurs sucs auraient acquise après avoir subi l'une des trois espèces de fermentation. Cette manipulation compliquée rapproche les produits de végétaux hétérogènes tels que le palmier, les vignes, les groseillers, les pommiers, etc. ; tandis qu'elle peut varier à l'infini les produits d'une même espèce comme le prouve l'exemple de nos raisins.

Plusieurs des propriétés de certains végétaux, et qui nous paraissent en opposition avec les lois de l'analogie botanique, tiennent à ce qu'on applique à ces plantes des procédés particuliers : ainsi avant qu'on eût tenté d'extraire l'eau distillée de plusieurs espèces de rosacées, pouvait-on regarder comme isolée dans la nature la propriété vénéneuse de l'eau distillée du laurier-cerise ? Nous voyons déja qu'une manipulation uniforme a su retrouver, dans des plantes analogues, des propriétés semblables, qu'on était loin d'y soupçonner : ainsi, Bernard de Jussieu, guidé par l'analogie, a retrouvé l'aromate du café dans les semences du gratteron, préparées comme celles du caffeyer. Ainsi parmi les lichens crustacés, l'extrême diversité des couleurs qu'on en a extraites, tient beaucoup moins à la différence des matières colorantes qu'aux changements dans la manipulation.

La diversité de préparation est une cause d'erreurs trop évidente pour que je m'arrête plus longtemps à la développer , et après avoir ainsi suivi, pour ainsi dire , la formation du médicament , je vais chercher à mettre quelque précision dans la comparaison des propriétés mêmes des drogues employées par la médecine.

§. V I.

Exclusion des propriétés mécaniques ou accidentelles.

Il convient d'abord d'observer que parmi les usages auxquels nous avons employé les végétaux , il en est quelques-uns qui sont absolument indépendants de la nature de ce végétal , et sur lesquels la loi de l'analogie ne peut , par conséquent , avoir qu'une influence très-légère et souvent absolument nulle. Ainsi , par exemple , lorsque le menuisier emploie la prèle pour polir ses ouvrages , ou que le bonnetier se sert du chardon à foulon pour tirer le poil de ses tissus, il est bien évident qu'ils emploient à leur usage des circonstances absolument accidentelles dans l'économie du végétal , et qui peuvent facilement ne pas se trouver dans l'espèce voisine ; ainsi lorsque le chien, poussé par son instinct , mange du chiendent pour se faire vomir , on ne doit point compter pour cela le chiendent parmi les émétiques , puisque, selon toute apparence, il ne produit cet effet sur le chien , que parce cet animal muni seulement de dents tranchantes, ne peut le broyer, et qu'en l'avalant à demi mâché , il produit sur l'æsophage la même irritation que cause chez l'homme les barbes d'une plume enfoncée dans la gorge. Cet exemple peut nous faire concevoir comment parmi les remèdes employés même à l'intérieur, il peut s'en trouver qui agissent par des circonstances purement accidentelles.

Quant à ceux qui produisent leur effet par des causes méca-

niques , on peut , au milieu d'un grand nombre d'exceptions , reconnaître une certaine influence de l'organisation ; ainsi , par exemple,
nous avons tiré des usages assez nombreux , soit dans l'économie
domestique , soit dans la médecine, de certaines plantes , que leur
consistance à la fois molle , tenace et poreuse , rend propres à brûler
avec facilité , lenteur et continuité , et cette consistance se retrouve dans plusieurs espèces voisines : ainsi la plupart des grands
champignons peuvent dans un âge avancé , servir à la fabrication
de l'amadou , et de l'agaric des chirurgiens. Ainsi les fibres des
tiges et des feuilles d'un grand nombre de composées , sont employées dans divers pays à fabriquer l'espèce d'amadou qu'on emploie pour le moxa : tels sont le *scolymus* et l'*échinops* en Espagne,
l'*artemisia vulgaris* en Chine , le *centaurea sibiica* en Tartarie ,
etc. Mais ces détails minutieux ne méritent point de nous arrêter
davantage , et il suffit d'avoir observé que les propriétés mécaniques
ou accidentelles doivent être, dans la plupart des cas, exclues de
l'examen qui nous occupe.

§. V I I.

Comparaison du mode d'action des médicaments.

Quoique la science médicale repose presque en entier sur la
physiologie , on a été obligé de classer les médicaments avant d'a-
voir une idée précise de leur action , et ce vice de classification
n'est pas absolument aboli ; il est résulté de cette précipitation nécessaire , que les médicaments ont été rangés non d'après leur vertu ,
c'est-à-dire leur action réelle sur la fibre animale , mais d'après les
effets qui ont lieu lorsqu'on a appliqué certain remède à certain
organe déterminé. Dans les premiers temps tous les remèdes étaient
presque regardés comme des spécifiques ; bientôt les découvertes
de la physiologie et la marche philosophique introduite dans la médecine , ont tendu à généraliser l'effet des médicaments ; si main-

tenant nous comptons encore des spécifiques parmi nos drogues usuelles, si l'action des médicaments appliqués à l'extérieur du corps semble ramener à cette théorie, il faut convenir d'un côté que le nombre de ces spécifiques a beaucoup diminué, et de l'autre que la marche générale de la science semble tendre à le diminuer encore.

Il serait hors de mon sujet d'entrer dans aucuns détails sur cette question délicate : je remarquerai seulement que de la classification admise parmi les médicaments, résultent deux causes d'erreurs relativement à la question de l'analogie botanique appliquée à la médecine.

1.° On a souvent désigné sous deux noms divers, et rangé dans des classes différentes, des médicaments dont l'action sur la fibre animale est réellement semblable ; cette erreur peut tenir à deux causes.

Quelquefois elle est produite parce que certains médicaments ont été pendant longtemps appliqués à un seul organe : ainsi des matières évidemment stimulantes se retrouvent parmi les purgatifs, les émétiques, les diurétiques, les diaphorétiques, les emménagogues, etc. : bien plus, les mêmes médicaments produisent des effets entièrement différents en apparence, lorsqu'on les applique à différents organes : ainsi le tabac est sternutatoire, scialagogue, émétique ou purgatif, selon qu'il est employé à stimuler le nez, la bouche, l'œsophage, ou le canal intestinal. Ainsi, selon les circonstances où elle est appliquée, la scille devient purgative ou émétique, diurétique ou emménagogue. D'après ces exemples où nous voyons le même végétal produire des effets différents, selon l'organe auquel on l'applique ou l'état pathologique de l'individu, doit-on s'étonner si l'on trouve quelquefois des plantes qui se ressemblent par l'organisation, et qui semblent jouir de propriétés très-différentes ? C'est alors à la saine physiologie à comparer ces propriétés, non d'après leurs effets ordinaires, mais en elles-mêmes. Ainsi, quand nous voyons la scille quelquefois émétique et quelquefois emménagogue, quand nous savons d'ailleurs que dans ces deux classes de remèdes, la plupart agissent comme stimulants, ne pouvons-nous pas concevoir comment, sans rompre l'analogie naturelle, l'asarum est émétique, tandis que les aristoloches dont il est voisin sont emménagogues ?, Ainsi cette même scille ne peut-elle pas, par ses propriétés diverses, nous expliquer les anomalies apparentes de la famille des liliacées ? Ne semble-t-elle pas participer d'un côté aux propriétés purgatives de l'aloès, et de l'autre aux vertus diurétiques de l'ail ; et pouvons-nous ne pas voir dans ces médicaments de simples modifications de propriétés stimulantes ? Voilà donc un nouveau moyen pour l'explication des anomalies, l'application diverse d'une même vertu.

Une seconde cause d'erreurs non moins importante à étudier, c'est l'extrême diversité des effets d'un médicament donné à différentes doses. Ainsi un bain froid commence par fortifier, et finit par affaiblir s'il est longtemps prolongé : ainsi tout le monde sait que le vin en petite dose est stimulant et tonique, que pris en plus grande abondance, il devient narcotique et sédatif. On retrouve des diversités analogues, quoiqu'à ce qu'il parait en sens inverse, dans l'opium, et probablement dans tous les médicaments qui augmentent ou qui diminuent le ton de la fibre. Si la même substance produit des effets si divers, selon la dose à laquelle on l'emploie, ne devons-nous pas nous attendre que des médicaments tirés de plantes analogues, produiront des effets différents, selon la plus ou moins grande concentration de principes. Si les poisons végétaux n'agissent sur le corps humain leurs qu'en qualité de narcotiques très-puissants, et si nous voyons plusieurs narcotiques, pris à faible dose, agir comme stimulants, pourrons-nous être encore étonnés de trouver dans les mêmes familles des poisons et des remèdes, des narcotiques et des stimulants? Si nous réfléchissons que dans le choix de nos aliments, indépendamment de la quantité nutritive, nous recherchons aussi un léger stimulant, au point que lorsqu'il manque nous l'ajoutons artificiellement, serons-nous surpris de voir, dans l'ordre naturel, plusieurs des végétaux qui font notre nourriture, placés à côté de végétaux dangereux ?

Cette influence de la diversité des doses tend encore à rapprocher les vertus de certains médicaments. Ainsi on sait que la rhubarbe purge comme stimulant, et agit à faible dose comme tonique. Les rumex de nos climats, pris à la dose de la rhubarbe, n'agissent que comme toniques ; de même, parmi les liserons, nous trouvons le jalap purgatif drastique, tandis que le méchoacan est simplement tonique, etc.

2.° Nous venons d'observer comment, soit par la diversité des cas morbifiques, soit par la diversité des doses, des médicaments réellement analogues par leurs vertus produisent des effets différents ; il nous reste à examiner maintenant une dernière source d'erreurs, c'est que des médicaments réellement différents produisent des effets semblables. Il n'est presque aucune classe de médicaments où l'on ne puisse retrouver des exemples de ce phénomène. Ainsi, quoique l'augmentation des urines par les diurétiques semble un effet très-simple, elle se produit cependant par trois moyens différents, ou par la simple augmentation de la masse du liquide dans le corps humain, ou parce que les reins sont spécialement excités, ou parce que le système entier est stimulé : les fruits aqueux, la digitale et et la scille paraissent nous offrir des exemples de ces trois classes de diurétiques. En parcourant les diaphorétiques, on trouverait de même que les uns ne font qu'augmenter la quantité du liquide à évaporer, que d'autres donnent plus d'activité à la circulation, que quelques-uns stimulent les vaisseaux, que d'autres élèvent la température du corps, qu'il en est dont le seul usage est de désobstruer mécaniquement l'orifice des pores, et que le plus grand nombre agit par la combinaison de plusieurs des moyens précédents. Observons encore l'effet général des purgatifs ; nous en verrons plusieurs qui agissent en stimulant le canal intestinal, d'autres dont l'action paraît être au contraire de le relâcher ou de le lubréfier, et quelques-uns qui, comme la manne, semblent purger par simple indigestion, etc.

Si nous trouvons des causes diverses pour produire des effets si

constants, si avérés et si simples que ceux que nous venons d'é-
numérer, que serait-ce si nous passions à des effets plus compliqués
et moins connus? Que serait-ce si nous admettions encore des ale-
xipharmaques, des atténuants, des inspissants, des vulnéraires, et
tant d'autres propriétés peu connues, peu évidentes, et dont les
effets peuvent être produits par tant de causes diverses? Mais s'il
est bien démontré que le même effet peut être produit par des
causes très-différentes, ne devons-nous pas, dans la discussion
qui nous occupe, faire peu d'attention aux effets, et beaucoup au
mode d'action de chaque médicament? Cette observation tend encore
à détruire l'une des plus puissantes objections qu'on ait faite contre
l'analogie des formes et des propriétés, savoir que des plantes d'ordres fort différents produisent des effets en apparence semblables.
Il me paraît que jusqu'à ce que le mode d'action de chaque drogue soit exactement connu, cette objection est de peu de force.
Ainsi, quand même nous voyons des rubiacées, des violettes, des
apocinées, etc., servir indistinctement d'émétique, pouvons-nous
assurer que leur manière d'agir sur la fibre soit semblable, et jusqu'alors pouvons-nous tirer quelque conclusion certaine contre la
théorie que j'ai développée plus haut?

Ici se termine la seconde partie de cette dissertation. Nous venons de tracer les principales règles que l'état actuel de la Botanique, de la Chimie et de la Médecine, nous présente pour comparer avec exactitude les propriétés des plantes; et chacune d'elles,
au lieu d'augmenter le nombre des exceptions, a fourni au contraire la solution de plusieurs anomalies : si je ne me fais point
illusion, c'est en général une marque assez sûre de la vérité d'une
théorie, que de la voir se confirmer davantage, quand on y porte
une exactitude plus scrupuleuse.

Je vais maintenant faire l'application des principes et des règles
que j'ai posés, non en me restreignant aux familles conformes à la
théorie que je viens d'exposer, mais en énumérant successivement ce
qu'on sait sur les propriétés générales de chaque famille naturelle,

II.ᵉ PARTIE.

APPLICATION des principes précédents à l'examen des propriétés générales de chaque famille de végétaux.

I. ACOTYLEDONES.

LES acotylédones sont grouppées par les botanistes, plutôt d'après des caractères négatifs, que d'après des marques véritablement distinctives ; ils offrent des différences très - considérables, soit dans leurs formes, soit dans leur manière de vivre, soit dans les lieux qu'ils habitent. On ne doit pas s'étonner si dans l'énumération de leurs propriétés, nous remarquons peu d'uniformité : leurs irrégularités s'augmentent encore à nos yeux, parcequ'il est impossible de faire usage, dans cette classe, de la règle établie plus haut sur la distinction des organes, et cette impossibilité tient à leur petitesse, à l'homogénéité de leurs parties, et surtout à notre ignorance.

1. ALGUES.

Algæ, N. — *Algarum gen.* Juss.

Sous le nom d'algues, je désigne ici, comme je l'ai déja fait dans un précédent mémoire, les algues aquatiques seulement. Parmi ces plantes, j'aperçois qu'il n'en est aucune qui soit vénéneuse ou même suspecte, que toutes jouissent de propriétés hygroscopiques très-remarquables, et offrent de grands rapports dans leur végétation et leur composition chimique. Celles qui appartiennent au genre des ulves (1), se font remarquer parce qu'elles servent d'a-

---

(1) Ulva. *Fl. fr.* Ulvæ et fuci species enerviæ. *Lin.*

liments à l'homme dans divers pays , telles sont les *ulva lactuca ;*
u. umbilicalis , u. palmata , u. edulis , u. ciliata , u. saccharina , etc.
Les algues d'eau douce , qui par leur texture ont du rapport avec les
ulves, augmenteraient sans doute cette liste, si leur petitesse avait
permis de les utiliser. Plusieurs ulves et quelques fucus , jouissent
d'une propriété singulière , c'est d'exsuder de petites molécules
d'une matière sucrée , lorsqu'on les fait dessécher après les avoir
lavées à l'eau douce. Le genre des *ceramium* (1) se distingue en
général par les propriétés plus ou moins anthelmintiques des espèces qui le composent , propriétés qui se retrouvent aussi dans
quelques fucus ; avant de regarder cette propriété comme une anomalie dans cette famille , il faudrait déterminer si toutes les algues
marines n'en sont pas plus ou moins douées , ou si elle ne tient
point à la nature des sédiments marins qui les imbibent. Je crois
que la famille des algues peut être comptée parmi celles qui tendent,
quoique avec quelque doute , à confirmer la théorie.

2. CHAMPIGNONS.

Fungi. Juss.

Le grouppe des champignons est l'un de ceux qui présente le
plus grand nombre d'anomalies; nous y trouvons des espèces fortement vénéneuses , d'autres qui servent à la nourriture de l'homme,
et quelques-unes qui jouissent de propriétés assez prononcées , et
en apparence isolées. Ces vertus diverses semblent concorder jusqu'à un certain point, avec la division des genres ; ainsi les genres
des clavaires (2) , des morilles (3) , des truffes (4) , sont tous

(1) Ceramium. *Fl. fr.* Confervæ marinæ. *Lin.*
(2) Clavaria. *Fl. fr.* Clavaria , merisma et geoglossum. *Pers.*
(3) Morchella. *Pers.* Boletus. *Juss.*
(4) Tuber. *Pers.*

composés d'espèces qui servent , ou qui peuvent servir à notre
nourriture ; tandis qu'au contraire les genres des satyres (1), et probablement des vesseloups (2) ne renferment que des espèces plus
ou moins vénéneuses ; mais les plus grandes anomalies ont lieu
parmi les bolets (3) et les agarics (4) ; quant aux premiers, il faut
observer qu'à l'exception d'un très-petit nombre qui ont une saveur
poivrée , on peut manger impunément le pédicule des espèces qui
croissent sur le terrain, ce qui a lieu aussi dans le genre des hydnes(5).
Quant aux agarics, si nous parcourons les sections de ce genre si bien
établies par Persoon, nous trouverons les pleuropes tellement coriaces,
qu'on n'a encore imaginé de les employer qu'à la fabrication de l'amadou, les coprins, les russules, presque tous les amanites et les actaires
plus ou moins dangereux, et au contraire les omphalies et les gym-
nopes sont en général tous salubres , et bons à manger : mais ici
se présentent deux observations qui me semblent dignes d'attention :
1.º tous les champignons qui servent à la nourriture de l'homme,
croissent sur la terre, et non sur les troncs d'arbres , etc. ; 2.º d'après
un grand nombre de témoignages, il paraît que par des préparations très-simples , telles que la cuisson dans l'eau salée , etc. , on
mange dans certains pays tous les champignons indistinctement.
Leurs caractères chimiques et physiques offrent une si grande analogie , que je suis bien tenté d'attribuer l'extrême différence de
leurs propriétés , à quelques légères modifications de leurs principes.

Malgré ces observations , j'inscris la famille des champignons
parmi celles qui font exception à la théorie.

(1) Phallus. *Pers. Juss.*
(2) Lycoperdon. *Fl. fr.* Bovista , scleroderma et lycoperdon. *Pers.*
(3) Boletus. *Lin.*
(4) Agaricus. *Fl. fr.* Amanita. *Hall.* Agaricus et Amanita. *Pers.*
(5) Hydnum. *Lin.*

3. HYPOXYLONS.

Hypoxyla. H. fr.

Propriétés nulles ou inconnues.

4. LICHENS.

Lichenes. Hoffm. — *Algarum gen.* Juss.

Les lichens nous présentent deux classes de propriétés : 1.° les propriétés tinctoriales qui se développent par divers agents, et surtout
par la macération dans l'urine, propriétés qui sont communes à toutes
les espèces, mais surtout à celles dont la consistance approche davantage d'une croûte calcaire ; 2.° les propriétés médicinales qui sont
plus sensibles dans les lichens dont la consistance est plus molle, soit
parce qu'ils contiennent plus de mucilage, soit parce que les expériences n'ont encore été tentées que sur les espèces assez grandes
pour en espérer quelque utilité. Parmi ces dernières on remarque
que toutes ont une saveur plus ou moins amère ; qu'elles paraissent
composées de mucilage et d'une petite quantité de résine ; que la
plupart sont adoucissantes, utilement employées sous forme de décoction dans les maladies de poumon, et susceptibles de servir à
la nourriture de l'homme, lorsque par des lavages ou des cuis-
sons répétées, on les a dépouillés de leur amertume : telles sont
les propriétés générales de la *cladonia rangiferina*, de tous les
scyphophores, de la *physcia islandica*, de la *lobaria pulmonaria*,
et probablement de plusieurs autres espèces si voisines des précédentes, que l'œil exercé du botaniste peut à peine les distinguer,
et qui ont sans doute été confondues avec elles dans les préparations pharmaceutiques : la propriété purgative de la *peltigera
aphtosa*, et l'utilité de la *peltigera canina* contre la rage sont encore trop peu avérées pour mériter quelque attention dans ce ré-

sumé , et ces mêmes espèces se rapprochent des précédentes par leurs propriétés d'après le témoignage de quelques médecins. Il me semble que la famille des lichens, quoique encore peu étudiée , offre assez de propriétés communes pour pouvoir être inscrite parmi celles qui appuient la théorie.

5. Hépatiques.

Hepaticæ. Juss.

Quoique les prétendues vertus hépatiques de la marchantie protée (1) aient donné à cette famille le nom qu'elle porte , ces propriétés sont trop faibles et trop controversées , les autres espèces sont trop peu connues pour que nous y donnions ici aucune attention ; je dirai seulement que d'après la saveur et la consistance , il me paraît probable que les grandes espèces d'hépatiques se rapprochent par les propriétés des espèces de lichens foliacés.

6. Mousses.

Musci. Juss.

Parmi les mousses on a vanté autrefois les propriétés narcotiques des hypnes ; on a assuré que la décoction de polytric (2) et de funaire (3) , appliquée sur le crâne, empêchait la chute des cheveux ; on les a indiquées quelquefois comme sudorifiques , quelquefois comme emménagogues , ailleurs comme astringentes et propres à arrêter les menstrues trop abondantes. Ces vertus , dont quelques-unes sont contradictoires , sont certainement très-faibles, ou entièrement illusoires ; d'après la saveur presque uniforme de

---

(1) Marchantia polymorpha. *Lin*. Hepatica terestris. *Off*.
(2) Adianthum majus. *Off*. Polytrichum commune. *Lin*.
(3) Adianthum minus. *Off*. Funaria hygrometrica. *Hedw*.

toutes les mousses , on peut y soupçonner un léger principe astringent , mais le parti le plus sûr , est de les regarder comme inutiles, ou du moins inconnues en médecine.

II. MONOCOTYLEDONES.

La série des monocotyledones nous offrira plus d'uniformité et
plus d'intérêt que les végétaux encore mal connus dont nous venons de nous occuper. Quoique cette classe renferme des familles très-diverses par leur formes , on peut cependant y reconnaître plusieurs caractères communs dans l'organisation. La chimie observe de même que, dans le plus grand nombre des monocotyledones,
les racines et les tiges contiennent une quantité de mucilage assez
considérable , que ces mêmes organes et surtout les graines donnent
une grande quantité de fécule ; que leur épiderme et les nœuds qui
se trouvent à l'intérieur , sont presque entièrement formés dans
la plupart par des dépôts de terre siliceuse ; à ces caractères chimiques, on peut encore ajouter que, selon l'observation de M. Fourcroy,
les fruits d'aucune monocotyledone ne contiennent d'huile fixe ; qu'on
ne trouve de sucs propres laiteux dans aucune des plantes de cette
classe ; que les acides végétaux y sont très-rares ; que le caoutchouc , le suber , la cire , et peut-être le camphre , le tannin, n'y
ont pas été découverts jusqu'à présent. De même si nous tentions
de nous former une idée de leurs propriétés générales , nous re-
marquerions que la plupart des monocotyledones peuvent être employées soit comme matières nutritives , soit comme substances
douces et résolvantes. Mais il convient , sous ce point de vue , d'observer chaque famille en particulier.

7. FOUGÈRES.

Filices. Smith. — *Filicum gen.* Juss.

Les fougères se présentent les premières à notre examen; et avant de parler de leurs propriétés; je remarquerai avec M. Mirbel, que la souche rampante et souterraine à laquelle les botanistes ont donné le nom de racine, est une véritable tige droite et ferme, dans les fougères en arbre, grimpante dans les *ugena*, rampante à la surface du sol dans le *polypodium virginicum*, enfin rampante sous le terrain dans les fougères de nos climats ; que la partie qui s'élève hors de terre et qu'on a coutume d'appeler herbe, est une véritable feuille.

Les feuilles d'un grand nombre d'espèces, sont employées indistinctement dans nos pharmacies sous le nom de capillaires ; elles passent toutes pour béchiques et adoucissantes ; elles contiennent un mucilage assez épais, mélangé d'un léger principe astringent, et d'un arome faible, mais agréable ; cette odeur est plus prononcée dans les *adianthum pedautum,* et *capillus-veneris :* aussi ces espèces sont-elles préférées par les pharmaciens ; mais on se sert à leur défaut de l'*asplenium adianthum-nigrum*, *a. trichomanes*, *a. ruta-muraria*, *a. ceterach*, *a. scolopendrium*, *polypodium vulgare*, *p. rhœticum*, et probablement de toutes les espèces indigènes qui tombent sous la main des herboristes ; Thunberg nous apprend même qu'au Cap de Bonne Espérance, on emploie pour le même usage l'*adianthum æthiopicum.*

Les propriétés des souches souterraines de nos fougères diffèrent assez sensiblement de celles de leurs feuilles, et nous offrent une application utile de la règle établie plus haut sur la distinction des organes : ces souches sont toutes remarquables par leur saveur amère ; cette saveur se retrouve même dans le polypode vulgaire, où elle est comme masquée par une assez grande quantité de mucilage ; mais où elle reparaît soit par la mastication , soit par une cuisson prolongée : toutes les souches des grandes fougères de nos climats , sont employées avec succès comme anthelmintiques, et particulièrement usitées pour l'expulsion du tœnia ; le *polypodium filix mas* , et le *pteris aquilina* , sont celles dont on se sert le plus habituellement ; mais je ne doute pas qu'on ne puisse employer de même , et qu'on n'aie déja employé presque toutes nos fougères ; on les a aussi données comme emménagogues , et comme purgatifs : dans tous ces cas leur action paraît être celle d'un stimulant plus ou moins actif.

D'après les détails dans lesquels je viens d'entrer , je place sans hésiter la famille des fougères au nombre de celles qui confirment la théorie,

8. LYCOPODIENNES.

Lycopodaceæ , Michaux. — *Muscorum gen.* Juss.

Cette famille est encore peu connue; nous observerons seulement que la décoction de l'herbe du *lycopodium clavatum* (1), et surtout du *lycopodium selago* (2), excitent le vomissement; on sait aussi que la poussière qui se trouve dans les petites coques de ces plantes, et qu'on regarde tantôt comme la graine, tantôt comme le pollen, est d'une nature très-inflammable.

9. RHIZOSPERMES,

Rhizospermæ , Roth. — *Pilulariæ* , Mirb. — *Filicum gen.* Juss,

Les propriétés de ces plantes sont nulles ou inconnues.

(1) Lycopodium. *Off.*
(2) Muscus erectus. *Off.*

10. PRÊLES.

Equisetaceæ , Michaux. — *Peltata ,* Hoffm. — *Filicum gen.* Juss.

Toutes les espèces de cette famille ont été employées indifféremment les unes pour les autres : elles jouissent d'une saveur astringente, et semblent agir comme stimulants ; on les a indiquées comme
diurétiques et emménagogues, mais elles sont maintenant presque
hors d'usage.

11. AROÏDES.

Aroideæ , Juss.

Les aroïdes sont particulièrement utiles par leurs racines épaisses,
charnues, et qui contiennent toutes une fécule douce et nourrissante,
mélangée avec un principe stimulant, âcre, extrêmement fugace,
volatil et très-remarquable dans le pied de veau (1). C'est pour écar-
ter ce principe dangereux qu'on fait torréfier ou laver plusieurs fois
la racine avant de l'employer : par ce procédé on se nourrit dans
diverses régions avec la racine des *arum mucronatum* Lam., *colocasia* Lin., *esculentum* Lin., *violaceum* Hort. Par., *arisarum*,
Lin. etc. On emploie de même le *calla palustris ,* en Suède ; et
des préparations analogues appliquées depuis à l'*arum* vulgaire, ont
converti en aliment cette racine âcre et piquante. On voit donc ici
un exemple assez frappant de l'utilité des analogies naturelles.

12. TYPHACÉES.

Typhæ , Juss.

Aucunes propriétés connues. Je ne parle pas ici de l'emploi qu'on
fait de l'aigrette des massètes dans les cas d'engelures excoriées ,
parce qu'il est probable que ces soies agissent mécaniquement lorsqu'elles excitent un suintement lymphatique.

---

(1) Arum maculatum. *Lin.*

7

13. C y p e r a c é e s.

Cyperoideæ, Juss.

Dans la famille des cyperacées, ainsi que dans la plupart des monocotyledones, les racines méritent seules de fixer notre attention; dans le genre des carex , nous voyons la racine des *carex arenaria , disticha, hirta*, et probablement de toutes les espèces où elle est suffisamment développée, jouir de propriétés diaphorétiques, démulcentes et résolutives qui l'ont fait appeler avec raison la *salsepareille d'Allemagne*. Dans le genre des souchets, la racine prend un caractère un peu différent; mais elle offre toujours une quantité de mucilage qui la rend nourrissante et agréable au goût. Ce mucilage se trouve joint dans le *cyperus longus*, avec un principe amer qui lui donne une propriété tonique et stomachique : ce principe se développe davantage dans le *cyperus rotundus*, ce qui donne à ses tubercules une saveur désagréable. Quant au *cyperus esculentus*, on peut en tirer une émulsion douce, laiteuse et rafraîchissante, propriété qui paraît s'éloigner un peu des autres espèces de ce genre, mais qui rentre dans les observations faites plus haut sur les vrais tubercules, comparés aux simples renflements des racines ; on sait en effet que dans les tubercules du *C. rotundus* sont des renflements de la racine, tandis que ceux du *C. esculentes* sont de vraies tumeurs qui servent comme de réservoirs de mucilage et de fécule. Malgré ces légères différences, dues sans doute à des mélanges inégaux des mêmes principes, on peut, ce me semble, regarder la famille des cyperacées comme conforme à la théorie.

14. G r a m i n é e s.

Gramineæ, Juss.

Les graminées constituent la famille la plus naturelle , la plus nombreuse en espèces, et la plus répandue sur la surface du globe que nous trouvions dans le règne végétal, en sorte que sous ces

divers rapports, elle mérite un examen particulier. Nous observerons d'abord qu'elle ressemble beaucoup, par ses propriétés, à
la famille des cyperacées, dont elle se rapproche par les formes ; nous
ajouterons encore, avant d'examiner les diverses parties de ces plantes,
qu'aucun gramen n'offre de propriétés vraiment vénéneuses, et que
presque tous , au contraire, présentent, dans leurs diverses parties,
des propriétés salubres et nutritives.

Ces propriétés sont sur-tout remarquables dans leurs graines, qui
toutes renferment une substance farineuse mélangée dans plusieurs
avec une quantité plus ou moins sensible de matière glutineuse ;
tout le monde sait à combien d'usages divers et importants nous
employons les semences des froments, des seigles, des orges, des
avoines, des maïs, des sorgho, du riz, etc.; et, en général, de
toutes les grandes graminées; mais ce qu'il importe d'observer sous
le point de vue qui nous occupe, c'est 1.º que si nous n'employons
pas les graines des autres graminées, c'est uniquement à cause de
leur petitesse, et non à cause de la différence de leur nature; en
effet, dans les temps de disette, et dans les pays peu cultivés, on
s'est servi avec avantage des graines de *festuca fluitans , de zizania
aquatica, avena fatua , panicum sanguinale , avena elatior, bromus
secalinus* : 2.º que les usages particuliers auxquels nous employons
certaines semences de graminées, ne leur sont point exclusifs, mais
peuvent se tirer de toutes les autres avec de légères modifications ;
ainsi, on fait de la bierre non-seulement avec l'orge, mais aussi
avec le froment; on fabrique de l'eau-de-vie non-seulement avec
les semences de nos céréales, mais encore avec celles du riz : 3.º que
si nous employons de préférence , et presque exclusivement, les
graines des froments, des orges et des seigles, ce choix même tend à
confirmer la loi de l'analogie; car ces genres forment une petite
section dans la famille des graminées. Ici se présente une objection
d'autant plus singulière, qu'elle semble entièrement isolée : c'est
l'ivroie dont la graine paraît narcotique, enivrante, et a même été
regardée comme vénéneuse; observons cependant que ces qualités

délétères paraissent avoir été exagérées; car elles ne se conservent que peu ou point dans le pain et la bierre préparée avec de l'ivroie : et dans les temps de disette on a vu plusieurs individus s'en nourrir : mais quand elles seraient vraies, ce ne serait pas à mes yeux une objection bien puissante ; car, enfin, l'ivroie offre naturellement les propriétés qu'on trouve dans le froment lorsqu'il a été trop exposé à l'humidité ; c'est peut-être à cette dernière cause qu'est dû le préjugé populaire, que dans les années humides le froment se change en ivroie. Nous voyons donc que les graines des 4 ou 500 graminées connues offrent à peine une exception dans les propriétés.

Si des graines nous passons aux tiges, nous les verrons offrir une semblable uniformité ; toutes renferment, surtout avant leur floraison, un mucilage doux et sucré, mais plus ou moins abondant dans les diverses espèces. Si la canne semble faire une exception par l'extrême quantité de sucre qu'elle renferme, il faut remarquer : 1.º qu'elle reste naturellement dans l'époque la plus favorable à la production du sucre, puisqu'elle ne porte jamais de graines ; 2.º qu'elle est l'une des plus grandes graminées connues : le maïs, qui tient le premier rang parmi les gramens de nos climats, offre aussi une quantité de sucre assez considérable. La nature mucilagineuse des tiges des graminées explique comment elles servent d'aliments au plus grand nombre des animaux herbivores ; les graminées dures et piquantes sont les seules que les bestiaux négligent.

Les racines des graminées sont, en général, mucilagineuses, douces, résolventes ; nous employons celles qui, par leur grandeur, offrent le plus d'utilité, telles que le *triticum repens* et le *panicum dactylon*. Mais nous pourrions sans doute nous servir de toutes avec le même avantage, en les employant seulement à doses différentes.

Les tiges de l'*andropogon schœnanthus*, les racines de l'*andropogon nardus*, et de l'*anthoxanthum odoratum*, exhalent une odeur aromatique, et jouissent de quelques propriétés toniques et cordiales, qui font seules exception à l'uniformité que présente la famille des graminées.

(53)

15. PALMIERS.

Palmæ, Juss.

De tous les végétaux exotiques, les palmiers sont ceux qui, par leur utilité et la singularité de leurs formes, méritent le plus notre examen; mais d'un autre côté, il n'est aucune famille sur laquelle les botanistes possèdent des notions moins exactes, et dont les propriétés, connues pour la plupart par le seul récit des voyageurs, aient été soumises à moins d'expériences précises; aussi dans cet article, plus que dans tout autre, je m'abstiendrai d'entrer dans les détails.

Cette famille semble fournir une application assez frappante de la règle établie dans la seconde partie de cette dissertation; savoir, que dans chaque groupe les propriétés d'un organe offrent une uniformité proportionnelle à la constance de l'organe lui-même. Ainsi, dans les palmiers, les fruits présentent de nombreuses variétés : on y trouve des baies, des drupes, des noix, des espèces de cônes écailleux. Cette variation dans les formes en indique une dans les propriétés; aussi la pulpe qui entoure les graines est-elle huileuse dans l'*elæis*, acidule dans le *calamus zalacca*, stiptique et astringente dans le *calamus rotang*, caustique dans le *caryota urens*, douce et nourrissante dans le dattier, l'*areca*, l'*elate*, etc. Dans la plupart des palmiers, le périsperme devient corné et ne peut servir à la nourriture des hommes; mais dans quelques-uns, tels que le cocotier, il commence par former une émulsion douce et nutritive, et se change ensuite en une matière solide, analogue à nos noisettes. Au reste, nous connaissons avec exactitude un si petit nombre de palmiers, que s'il existe des intermédiaires ou des rapprochements entre ces divers fruits, ils nous sont encore inconnus; d'ailleurs, il est possible que nous comparions ici des organes réellement différents.

Si des fruits nous passons aux tiges, nous y trouverons une uni-

formité de propriétés qui coïncide avec la constance de leurs formes;
ainsi, dans tous les palmiers, le tronc, lorsqu'il est âgé, présente
une fécule douce et nourrissante qu'on connaît sous le nom de *sa-gou;* cette fécule se retire ordinairement du sagoutier, mais tous
les palmiers (excepté peut-être l'*areca catechu*) en fournissent une
quantité plus ou moins notable; de même, si l'on extrait la sève
des palmiers, comme on le pratique dans la plupart des pays chauds,
on obtient une liqueur limpide, sucrée, susceptible de se changer
en vin et même en alcool par la fermentation, et de former par di-verses préparations, soit une liqueur acidule, soit une espèce de
miel sucré; dans ces propriétés de la sève des palmiers, ne trouvons-nous pas ici un indice chimique de l'analogie botanique qui existe
entre les palmiers et les graminées? Enfin, la sommité de tous les
palmiers présente une substance herbacée, mucilagineuse, douce et
nourrissante; cette sommité, connue sous le nom de *chou palmiste,*
sert d'aliment à l'espèce humaine dans tous les pays où croissent les
palmiers; les seules espèces qu'on n'emploie pas à cet usage, sont
celles dont on préfère obtenir le fruit, parce qu'on sait que d'après
le mode de végétation des monocotyledones, on ne peut espérer
de conserver longtemps un palmier dont la sommité est tronquée.

16. ASPARAGÉES.

Asparagi, Juss.

Après avoir ainsi indiqué jusqu'à quel point la loi de l'analogie se
conserve dans les palmiers, je me hâte de passer à la famille des
asparagées, pour indiquer un rapprochement singulier dans les
propriétés de ces deux familles; on sait que nous employons aux
mêmes usages que le chou palmiste les jeunes pousses de l'asperge,
qui répondent aux sommités des palmiers, et cet emploi des jeunes
pousses n'est pas borné à l'asperge cultivée, on se sert de même de
toutes les espèces du même genre, sans excepter celles qui sont
ligneuses, et même des muguets et des *ruscus,*

Nous retrouvons encore de l'analogie entre les racines des différentes asparagées; elles sont, en général, adoucissantes, apéritives
et diaphorétiques : cette dernière propriété est bien prononcée dans
les smilax et le *dracœna terminalis;* les autres se remarquent surtout
dans les asperges et les muguets. Cette uniformité est cependant
rompue par les propriétés émétiques des racines de la *paris quadri-
folia;* mais on sait que cette classe de propriétés tient souvent à des
causes mécaniques, et que les genres *paris* et *trillium* forment un
petit groupe assez distinct des autres asparagées. Quant aux fruits,
nous pouvons observer que toutes les graines des asparagées, sont
plus ou moins suspectes et délétères.

Nous trouvons quelques différences dans les propriétés attribuées
au suc de leur tige; ainsi, le suc du *dracœna draco* passe pour astringent et stiptique; mais avant de rien décider sur cette anomalie,
il faudrait déterminer avec précision de quels végétaux se tirent les
diverses espèces de sang-dragon, et quelle est la nature particulière
de chacun d'eux; au reste, si le plus pur se tire, comme on l'assure,
du *calamus rotang*, il serait peu extraordinaire qu'on en trouvât
dans le *dracœna*, qui fait le passage des asparagées aux palmiers.

17. JONCÉES.

Junci, Mirb. — *Juncorum gen.* Juss.

Les joncées sont, en général, insipides, inodores et inusitées
en médecine. Si l'*acorus* appartient réellement à cette famille, il y
forme une exception par ses propriétés aromatiques.

18. COMMELINÉES.

Commelinæ, Mirb. — *Juncorum gen.* Juss.

Leurs propriétés sont inconnues.

19. ALISMACÉES.

Alismaceæ, Vent. — *Juncorum gen.* Juss.

Leurs propriétés sont inconnues.

20. COLCHICACÉES.

Cochicaceæ, Fl. Fr. — *Merenderæ*, Mirb. — *Juncorum et Liliorum gen.* Juss.

Cette famille se distingue parce que les trois valves de son fruit ne portent pas de cloison sur leur face interne, et par les propriétés vénéneuses qu'on retrouve dans toutes les parties de ces plantes. La violence de ce poison est surtout connue dans les racines des colchiques et des vératres, et se retrouve, au récit des voyageurs, dans la racine de la superbe du Malabar (*methonica superba*, Desf.); elle est plus grande dans le colchique à l'époque du printemps, où la plante est en feuille qu'à l'automne où elle est en fleur, et cette observation de Maranta explique les contradictions des auteurs, relativement à la racine du colchique. Celle du vératre paraît être l'hellebore blanc des anciens, drogue active et puissante qui, comme tous les poisons, devient utile lorsqu'elle est administrée à propos et en petite dose ; ces deux racines agissent tantôt comme purgatifs drastiques, quelquefois comme violents émétiques ; d'autrefois comme caustiques et stimulants locaux. Les feuilles des colchiques et des vératres, quoique moins dangereuses que les racines, causent souvent aux animaux qui les mangent des vomissements et des déjections douloureuses; leurs fleurs passent aussi pour vénéneuses surtout dans le colchique; enfin leurs graines participent aux mêmes propriétés; on les emploie à l'intérieur à faible dose comme anthelmintiques, à l'extérieur comme sternutatoires et comme vermifuges ; cette dernière propriété se retrouve éminemment dans la cébadille, qu'on peut affirmativement placer parmi les vératres, d'après l'inspection du fruit, quoique la plante soit encore mal connue. Il paraît évident, d'après ces observations, que la dangereuse famille des colchicacées confirme pleinement la loi de l'analogie.

21. LILIACÉES.

Lilia, Bromeliæ, Asphodeli et Narcissi, Juss.

Nous trouverons moins de régularité dans la famille des liliacées; ici les bulbes contiennent deux principes très-distincts, qu'on peut en extraire séparément par divers procédés chimiques; savoir, d'un côté la fécule, qu'on tire, comme on sait, de presque toutes les bulbes et un suc amer, gommo-résineux, qui, dans plusieurs cas où il paraît plus concentré, jouit de propriétés stimulantes très-prononcées, mais diversement modifiées dans différentes espèces. Il semble que certaines liliacées s'approchent des propriétés des colchicacées, tandis que celles où la fécule domine se rapprochent des orchidées.

Parmi les premières, je citerai surtout la scille maritime, les aloès et les aulx; mais il faut remarquer cependant que l'amertume du suc de la plupart de ces espèces se retrouve, quoiqu'à un moindre degré, dans les racines des lys, des asphodèles et de plusieurs autres plantes inusitées; je remarquerai encore que, quoique la scille, les aulx et les aloès soient employées à des usages fort divers, ces drogues agissent toutes comme stimulants, soit locaux soit généraux; j'ai déja eu occasion d'observer que la scille est tantôt diurétique comme l'ail, quelquefois purgative comme l'aloès, ailleurs anthelmintique comme l'aloès et les aulx. Ajoutons que ces trois remèdes sont également dangereux pour les tempéraments délicats, et lorsqu'ils sont pris à trop forte dose; observons enfin, relativement aux aulx et aux aloès, que s'ils font une exception dans les propriétés de la famille, il faut convenir du moins que toutes les espèces de ces deux genres ont des vertus tellement semblables qu'on les substitue fréquemment l'une à l'autre, et que chacun de ces genres se distingue de tout le reste de la famille par un caractère très-prononcé, tel que l'insertion immédiate des étamines dans les aloès et la disposition des fleurs en ombelle dans les aulx. Serait-il inutile d'ajouter que quelques-unes des propriétés qui semblent les plus particulières à ces plantes, se retrouvent dans d'autres espèces de la même famille ; ainsi la bulbe de l'*hæmanthus coccineus* est employée par les habitants du cap de Bonne-Espérance dans les mêmes cas où nous employons la scille ; et les habitants des Landes se servent comme purgatif de la racine de l'*anthericum bicolor*, Desf. qui s'approche ainsi de l'aloès et de la scille.

Il me semble qu'on peut conclure des observations que je viens de présenter, que la famille des liliacées rentre dans plusieurs des règles que nous avons précédemment tracées ; que ses anomalies paraissent répondre aux caractères botaniques de certains genres, et peuvent s'expliquer par les proportions diverses de deux principes : je crois donc pouvoir, sans partialité pour l'opinion que j'ai énoncée, inscrire cette famille parmi celles qui sont à moitié conformes à la théorie.

22. IRIDÉES.

Irideæ, Juss.

Les propriétés médicales des iridées sont peu prononcées ou peu connues ; on peut observer seulement que la racine de quelques iris, tels que l'*iris florentina*, *I. germanica* exhalent une odeur de violette, agissent comme de legers stimulants, excitent la salivation ou la secrétion du mucus nasal, ou servent de purgatifs, suivant la manière dont on les emploie. Les mêmes vertus se retrouvent dans l'*iris pseudacorus*, qui est inodore ; et il paraît que l'*iris tuberosa* est aussi purgatif, quoiqu'on élève des doutes sur les propriétés de cette plante.

Quant aux stigmates du crocus, ils se distinguent de tous les autres par leur arome particulier, et paraissent former une exception
prononcée. Sans prétendre ici l'expliquer, j'observerai seulement
que toutes les propriétés attribuées au safran, paraissent des
conséquences ou des modifications de l'action qu'il exerce sur les
nerfs ; il agit sur eux d'une manière presqu'entièrement semblable à l'action des pétales et des fleurs, auxquelles il ressemble
par son odeur ; cette ressemblance de nature entre les pétales
et des stigmates, se trouve d'accord avec l'anatomie végétale
qui retrouve les mêmes organes dans ces deux parties ; on sait
que les stigmates se changent souvent en pétales dans les fleurs
doubles, et j'ai vu même des anémones, dont tous les stigmates étaient changés en pétales, quoique les étamines fussent
restées fertiles ; cette analogie de la corolle et des stigmates n'est
nulle part plus évidente que dans la famille des iridées, dont plusieurs genres ont les stigmates pétaloïdes, et il est peu étonnant
que ce soit dans cette même famille où nous trouvions les stigmates
doués des propriétés de la corolle.

23. ORCHIDÉES.

Orchideæ, Juss.

Cette famille très-naturelle, et qu'aucun classificateur n'a tenté
de désunir, offre une telle uniformité dans les propriétés de ses
racines qu'elles sont toutes indifféremment employées les unes pour
les autres; on sait que ces racines tubéreuses ou palmées toujours
blanches et charnues, renferment une fécule mucilagineuse très-
nutritive, adoucissante, restaurante, et à laquelle on a souvent attribué des vertus aphrodisiaques ; cette matière qui nous est venue
d'abord de l'Orient, est connue sous les noms de salep ou salap,
qui signifie orchis en Turquie ; soit dans l'Orient, soit en Europe,
on emploie indistinctement toutes les espèces d'orchidées à la fabrication du salep.

La vanille appartient, comme on sait, à la même famille ; la subs-

tance aromatique et réputée aphrodisiaque qui est employée sous
le nom de vanille, est la pulpe charnue du fruit; pulpe qui n'existe
que dans le genre de la vanille ; ensorte qu'on ne peut s'étonner de
ce que le fruit des autres orchidées n'est pas aromatique ; si, comme
l'a pensé Linnæus, les propriétés de la vanille tiennent à la graine
et non à la pulpe , il faudrait observer sous ce rapport les graines
des autres orchidées.

24. S C I T A M I N É E S.

Scitamineæ, Vent. — *Musæ,* Juss.

Les scitaminées ne nous intéressent que par le fruit du bana-
nier qui fournit, comme on sait, un aliment sain et agréable. Ce
fruit charnu et succulent diffère de celui des autres scitaminées,
mais ne peut leur être comparé avec certitude, vu que les graines
des bananes et jusqu'aux loges de ce fruit, sont avortées, et que
peut-être le développement de cette baie est une monstruosité produite et perpétuée par la culture.

25. D R Y M Y R H I Z É E S.

Drymyrhizæ, Vent.— *Cannæ,* Juss.

Le nom même de cette famille qui signifie *racine aromatique,*
indique les propriétés singulières des plantes qui la composent ;
les racines de presque toutes les espèces de drymyrhizées sont fortement aromatiques, souvent un peu âcres ou un peu amères, et
employées conséquemment en médecine comme stimulantes, chaudes,
stomachiques, et dans l'économie domestique , soit comme assaisonnement, soit comme parfums. Ces racines contiennent toutes
une quantité plus ou moins considérable d'huile volatile qu'on peut
en extraire par la distillation, et ce caractère chimique est d'autant

plus singulier que, comme je l'ai dit plus haut, la présence de l'huile volatile est assez rare dans les monocotyledones; mais pour faire concevoir à quel point les propriétés sont ici d'accord avec les formes, il convient d'entrer dans quelques détails, autant du moins que l'obscurité botanique de cette famille et les bornes de cette dissertation me le permettront.

Linné et Adanson avaient réuni cette famille avec la précédente, dont elle diffère par les propriétés. Jussieu, en les séparant d'après leurs caractères botaniques mieux étudiés, a donné un nouvel exemple de l'assertion que j'ai avancée plus haut; savoir, que la marche progressive de la science tend à faire concorder toujours davantage les propriétés avec les formes.

Les propriétés aromatiques des drymyrhizées sont bien connues dans le gingembre, le galanga, le costus, le curcuma et la zedoaire; mais elles se retrouvent dans un nombre de plantes très-considérable; telles sont *kæmpferia rotunda* L., *K. longa* Jacq., *K. galanga* Gis., *costus arabicus* L., *C. spicatus* Gis., *C. glabratus* Jacq., *curcuma rotunda* L., *C. longa* L., *maranta galanga* L., *albina chinensis* Gis., *stissera curcuma* Gis., *dietrichia minor* Gis., *D. major* Gis., *erndlia subpersonata* Gis., *amomum zengiber* L., *A. zerumbet* L.; on les retrouve même, quoiqu'à un degré plus faible, dans le *maranta arundicacea*, L., le *thalia* et le *buekia* de Giseke. Indépendamment de ces espèces sur lesquelles les botanistes ont déja quelques notions, on en retrouve plusieurs autres indiquées comme aromatiques dans les ouvrages de Kœnig, de Rumph, de Rheed; tels sont, par exemple, le *haran-kaha* de Herman, dont la racine sent le camphre, et passe chez les Indiens pour une panacée dans les maladies désespérées. Le *lampujum majus* et *minus* de Rumph, dont la racine très-aromatique est employée à Amboine comme assaisonnement, et vantée à Madagascar comme utile contre les blessures et les morsures dangereuses, propriété que les divers peuples sauvages attribuent aux drymyrhizées qui croissent dans leur pays; tels encore le *lampujum silvestre amarum*, distinct des précédents par sa saveur plus amère, le *cardamomum minus* de Rumph, qui ressemble par sa forme au gingembre, et dont la racine a la saveur de nos cardamomes, le *bangleum*, estimé des Malais comme stomachique, et qui peut servir à la teinture comme le curcuma, etc.; en un mot, toutes les racines de drymyrhizées offrent des propriétés analogues d'une manière plus ou moins prononcée, et le genre dans lequel cette propriété est la plus faible est celui des balisiers, le seul que nous ayons souvent occasion de voir.

Indépendamment des qualités aromatiques de ces racines, plusieurs d'entr'elles contiennent une matière colorante, ordinairement jaune, bien connue dans le Curcuma, et qu'on retrouve dans plusieurs autres d'après le récit des voyageurs: il est même à remarquer que la plupart des espèces où cette couleur a été retrouvée, ont été souvent nommées curcuma par les voyageurs, de même qu'ils ont nommé gingembres les drymyrhizées, dont la racine est plus stimulante et plus poivrée; galanga celles qui sont plus amères: il est résulté de ces rapports mêmes dans les propriétés, une confusion de nomenclature presqu'impossible à débrouiller.

Les mêmes propriétés aromatiques se retrouvent dans les capsules d'un grand nombre d'*amomum*, que nous avons confondues d'abord sous le nom de *cardamomum*, mais qui sont réellement différentes d'après les voyageurs; on les retrouve aussi avec quelques différences dans l'*amomum granum-paradisi*, et surtout dans l'*alpinia*, décrit par Rolander: cette dernière plante nous offre encore un rapprochement avec le balisier: dans ces deux genres les graines sont entourées d'une pulpe colorante pourpre, dont la teinte est vive mais peu durable; nous trouvons de même une matière colorante bleue autour des graines du *ravenala*, genre de la famille des scitaminées: ces couleurs encore mal connues, méritent l'attention des chimistes et des voyageurs.

26. H Y D R O C H A R I D É E S.

Hydrocharidum gen. Juss.

Cette famille, peu naturelle et peu nombreuse, n'offre pas de propriétés connues.

III. D I C O T Y L E D O N E S.

La classe des dicotyledones, contient un trop grand nombre de familles, pour qu'il soit possible de donner aucune généralité sur leur composition et leurs propriétés ; toutes les matières qu'on peut regarder comme élémentaires dans le règne végétal, ont été trouvées dans les dicotyledones, excepté peut-être le glutineux. C'est surtout parmi ces plantes que se trouvent les produits les plus élaborés par la végétation, et qui jouissent des propriétés les plus exaltées, tels que les huiles fixes et volatiles ,les acides , le camphre , les résines , les gommes-résines , etc. C'est dans l'écorce , organe propre aux dicotyledones , que se trouve ordinairement le tannin , principe astringent qui fait presque la base de tous les fébrifuges , et les huiles volatiles qui donnent naissance à nos aromates ; c'est dans la graine des dicotyledones que se trouve l'huile fixe , matière si importante dans les arts et la médecine ; enfin , c'est véritablement dans cette classe que le principe ligneux parvient à toute sa perfection.

27. A R I S T O L O C H E S.

Aristolochiæ. Juss.

Les racines des plantes qui composent la famille des aristoloches, sont toutes amères, et douées de vertus toniques et stimulantes, mais leur application diverse, et le degré de leur force qui paraît assez différent , exige , ce me semble, des expériences nouvelles et plus précises.

Les espèces du genre aristoloche , ont été autrefois vantées comme emménagogues, ainsi que leur nom l'indique, et plusieurs d'entr'elles sont encore employées en Amérique contre la morsure des serpents. Parmi les premières je citerai les *a. rotunda* , *longa* , *clematitis* ; parmi les secondes , les *a. anguicida* et *serpentaria* : presque toutes ces plantes ont été ordonnées avec quelque succès comme fébrifuges , et ont quelquefois agi comme purgatifs ; ces dernières propriétés se retrouvent dans l'*asarum europæum* ; mais ici nous trouvons de plus une vertu émétique , assez prononcée quand la racine est fraîche , mais qui se détruit soit par la dessication , soit par la macération dans le vinaigre. Le suc de l'hypociste *(cytinus hypocistis* L.*)* etait aussi autrefois donné comme tonique.

28. ELÉAGNÉES.

Elæagni. Juss.

Les propriétés de ces plantes sont peu ou point connues. L'écorce du *bucida buceras* sert dans les Antilles pour tanner les peaux , et porte le nom de *chêne françois*. On retrouve de même quelques propriétés astringentes dans notre *hippophæ rhamnoides*, et notre *osyris alba*. On rapporte encore à la même famille le genre des badamiers (*terminalia*), qui paraît, avec quelques plantes voisines , devoir former une nouvellle famille ; les badamiers pourront probablement un jour intéresser l'art de guérir ; dans les Moluques on mange leurs amandes , et on retire de quelques-unes une huile qu'on dit ne se rancir jamais : le suc propre d'une espèce de terminalia encore mal connu fournit le benjoin selon Linné fils , une autre espèce nommée *resinaria* par Commerson, paraît contenir beaucoup de résine , et enfin le *terminalia vernix* , Lam. , fournit le fameux vernis de la Chine : sa résine encore liquide, est très caustique , et les exhalaisons de l'arbre sont dangereuses. Tous ces arbres sont encore trop mal connus pour tirer de ces faits aucune conséquence.

29. THYMELÉES.

Thymeleæ. Juss.

Toutes les thymelées dont les propriétés sont connues, offrent une grande ressemblance entre elles : leur écorce est singulièrement caustique, comme on le remarque dans les *daphne mezereum , laureola, gnidium, tarton-raira,* et à un degré plus faible dans les *daphne cneorum, altaica,* etc. Cette écorce appliquée à l'extérieur, produit l'effet d'un vésicatoire ; étant mâchée, elle cause dans la bouche et la gorge une chaleur douloureuse ; prise à l'intérieur, elle sert de purgatif drastique , et excite des tranchées douloureuses : sa décoction a eu quelques succès dans les maladies vénériennes. On emploie quelquefois la racine de ces diverses thymelées, mais c'est uniquement à cause de l'écorce qui s'y trouve en abondance ; la partie ligneuse est insipide et inutile. La graine de ces mêmes plantes (1) offre des vertus analogues à celles de l'écorce, mais qui paraissent moins dangereuses. Cette graine est un poison pour plusieurs animaux, excepté, dit-on, pour les oiseaux qui la mangent avidement. L'écorce des thymelées offre encore quelques usages communs à plusieurs espèces : ainsi les fibres du liber de plusieurs daphnés, de quelques passerines, du dirca et du lagetta, offrent un réseau qui, selon son degré de force, est employé à faire des cordes, des fils ou des tissus semblables à de la dentelle. Le *daphne gnidium* et le *passerina tinctoria* servent, dans le midi de l'Europe, à teindre la laine en une couleur jaune , qu'on change ensuite en vert par l'addition de *l'isatis.*

3o. PROTÉES.

Proteæ. Juss.

Leurs propriétés sont peu ou point connues.

_____

(1) Cocco gnidii semina. *Off*.

31. LAURINÉES.

Lauri. Juss.

La famille des laurinées, quoique peu nombreuse en genres, contient un grand nombre d'espèces, et mérite de nous arrêter un moment par l'importance des médicaments qu'elle fournit.

Tout le monde sait, d'une manière générale, que tous les arbres qui composent cette famille sont plus ou moins aromatiques dans leurs différentes parties ; et sur cet aperçu, on a déjà cité cette famille comme tendant à prouver l'analogie des propriétés et des formes. Cette analogie sera mieux prouvée, si nous entrons ici dans quelques détails, si nous montrons qu'aucune des propriétés de ces plantes n'est isolée, et que les mêmes organes jouissent de vertus analogues.

L'écorce des Laurinées est, comme dans le plus grand nombre des dicotyledones, la partie la plus active, et les feuilles participent ici, comme d'ordinaire, avec les propriétés de l'écorce : on sait que celle-ci est éminemment aromatique, chaude et stomachique dans le cannelier (1). Ces mêmes qualités se retrouvent dans le *L. cassia* Lin.(2), le *L. malabathrum* Lam. (3), le *L. culilaban* Lin. (4), qui n'est peut-être qu'une variété du précédent ; dans les feuilles du *Laurus parvifolia* Lam. ; dans l'écorce du laurier encore mal connu, qui produit la féve de pichurim ; dans le *laurus cupularis*, appelé bois cannelle à l'île de France ; dans le *L. quixos* Lam., qui porte au Pérou le nom d'arbre de cannelle ; dans le *laurus benjoin* L., où son odeur approche un peu du benjoin ; dans notre *L. nobilis*,

---

(1) Laurus cinnamomum. *Lin.*
(2) Cassia lignea. *Off.*
(3) Malabatrum *Off.*
(4) Culilaban ou culilawan. *Off.*

originaire d'Europe ; et enfin dans l'écorce même du *laurus sas-*
safras L., qui est beaucoup plus aromatique que le bois, quoique
celui-ci soit le plus usité. Cette même propriété aromatique se
retrouve dans les fleurs de quelques laurinées, et ceci n'est point
contraire à la distinction des organes, puisque ces fleurs, munies
d'un périgone simple, participent à la nature des feuilles. Elle se
retrouve surtout dans les fruits, comme on le voit dans le cannellier, et le litsé, dont les baies sont un peu aromatiques, dans les
féves de Pichurim, et surtout dans la noix muscade. Mais ici se
présente une exception apparente, non-seulement aux propriétés de
la famille des laurinées, mais à l'une des lois les plus générales de
la chimie végétale. L'huile volatile se trouve dans l'intérieur
du noyau du muscadier, tandis que dans toutes les autres plantes
elle se trouve dans les tuniques externes. Mais il faut observer que
ce n'est point dans l'embryon que réside cette huile essentielle,
mais dans le périsperme qui occupe la plus grande partie du noyau.
Ce même périsperme, indépendamment de cette partie aromatique,
contient un principe huileux concret, analogue à la cire végétale,
et qu'on en extrait sous le nom de beurre de muscade. Cette cire
ou ce suif compose presque seul le périsperme de toutes les espèces
de muscadiers inodores, tels que *Myristica dactyloïdes, M. iria, M.*
iriaghedi de Gærtner, etc. Il se retrouve dans le *virola sebifera* Aubl.,
qui fournit le beurre végétal, connu sous le nom de queyamadou,
et probablement dans toutes les laurinées munies de périsperme. Si
le *laurus glauca* Thunb., et le *litsea sebifera* de Jussieu, offrent une
exsudation de suif analogue au virola : c'est ce me semble, un indice
que leurs fruits renferment un périsperme. Je croirais encore que
l'huile aromatique contenue dans les graines de l'*ajovea*, selon le
témoignage d'Aublet, y indique la présence d'un périsperme.

Quant à l'embryon des laurinées, il paraît être de nature oleagi-
neuse, dans toutes les espèces où il est connu. Les deux seules
hernandia qui soient connues ont l'amande huileuse et purgative,

et sont employées sous ce point de vue, l'une aux Indes (1), l'autre à Cayenne (2).

Les exemples que je viens de citer tendent à nous indiquer deux sortes d'huiles, l'une volatile, l'autre fixe, dans le périsperme des laurinées : il en est de même de la partie pulpeuse de leur fruit, comme on le voit dans les baies du laurier d'Europe. L'huile fixe concrétée sous la consistance de beurre, paraît seule composer le fruit du *L. persea*, si vanté par les habitans des Antilles.

Nous retrouverons le même mélange de deux principes différents dans leur écorce. Elle contient dans plusieurs laurinées, outre l'huile volatile dont j'ai parlé plus haut, une liqueur rouge ou violette qui se présente sous la forme d'une émulsion, et qui jouit ordinairement de propriétés assez âcres; ces deux principes sont réunis dans le *L. parvifolia* Lam. : le second seul a frappé l'attention des voyageurs dans les *myristica*, le *virola*, le *laurus globosa*, Lam.; et c'est probablement dans cette cathégorie, qu'il faut ranger le *laurus fœtens* Ait., et le *laurus caustica*.

Outre les nombreux produits que je viens d'énumérer, les laurinées nous fournissent le camphre, médicament précieux par son action résolvante, topique et anti-spasmodique. Il est surtout produit par deux espèces de lauriers, dont l'une est le *laurus camphora* L., et l'autre, indiquée par Houttuyn, est encore mal connue. On le retrouve dans les racines du *Laurus cinnamomum*, et surtout d'une variété ou espèce connue sous le nom de *capuru carundu*, qui signifie cannelle camphrée. On assure que le *litsea chinensis* Lam., a des baies qui exhalent une odeur de camphre. Cette présence du camphre dans des plantes qui abondent en huile volatile, se trouve d'accord avec les observations faites depuis sur les huiles

---

(1) Hernandia sonora. *Lin.*

(2) H. ovigera. *Lam* — H. guyanensis. *Aub.*

de labiées ; et probablement toutes les huiles volatiles de laurinées en contiennent de même les éléments.

Avant de terminer cet article, j'ajouterai , 1.º que si plusieurs
espèces de lauriers paraissent se rapprocher davantage par leurs
propriétés, des myristica et des virola que du cannellier, on ne doit
attacher aucune importance à cette différence, jusqu'à ce que les
espèces qui composent ces genres respectifs soient mieux connues
des botanistes; 2.º que les huiles volatiles extraites de la famille
des laurinées semblent, par leur viscosité, leur pesanteur et leur
analogie avec la cire, composer un petit ordre particulier entre les
matériaux immédiats des végétaux.

32. P o l y g o n é e s.

Polygoneæ. Juss.

Dans les polygonées nous trouverons trois classes de propriétés
diverses, selon les parties des plantes que nous examinerons, et
nous verrons ainsi dans cette famille une nouvelle preuve de la
nécessité de distinguer les organes, pour établir une comparaison
exacte.

Les racines des polygonées s'offrent d'abord à notre examen, et
ici nous trouvons, pour ainsi dire comme chef de file, la racine
de rhubarbe : on connaît ses utiles propriétés comme purgatif et
comme tonique : on sait combien de discussions se sont élevées
parmi les botanistes pour déterminer la véritable rhubarbe, et qu'elles
ont abouti à prouver que quoique le *rheum palmatum* L. produise
celle qui est la plus usitée, on en tire aussi des *rheum compac-
tum, undulatum* et *hybridum.* Mais l'analogie des propriétés s'é-
tend plus loin encore; le *rheum rhaponticum* et le *rumex* sont aussi
purgatifs, quoiqu'à un moindre degré; et la racine du *rheum ribes*
est aussi regardée comme laxative par les Persans, d'après le témoignage de Brun. Quant aux propriétés toniques de la rhubarbe,
nous les retrouvons dans presque tous les rumex, et plusieurs poly-

gonum. On sait que l'on peut distinguer trois principes chimiques dans la rhubarbe, une matière résineuse, une matière gommeuse, et un principe astringent qui tend à noircir le sulfate de fer, principe auquel tiennent probablement ses propriétés toniques ; nous le retrouvons de même dans le rheum rapontic, dans les racines de tous les rumex, même ceux dont les feuilles sont acides ; dans les racines du *polygonum bistorta*, du *P. aviculare*, et peût - être de plusieurs autres. La partie gommeuse qui est, comme on sait, plus abondante que la résine dans la rhubarbe, se retrouve presque seule dans la racine du *rheum ribes*, et dans celle du *calligonum pterococcus* Pall. Mais il y a plus, cette gomme, dans la rhubarbe, est toujours jointe à une matière colorante orangée, de sorte qu'elle teint l'eau ou la salive en rouge orangé. Cette même propriété existe dans les racines de tous les rhéum, de tous les rumex, et même du *calligonum pterococcus*, quoique plus faiblement. Enfin la partie résineuse se retrouve indiquée par la chimie dans le *rheum rhaponticum*, le *rumex alpinus*, c'est-à-dire, dans les polygonées purgatives.

Les jeunes pousses, les pétioles, et même les feuilles peu âgées de toutes les polygonées, fournissent à l'homme un aliment sain et agréable : ainsi on mange le *rumex alpinus* dans le Dauphiné, le *rheum rhaponticum* et le *rheum undulatum* en Sibérie, sans que leurs parties supérieures participent aux propriétés purgatives de leurs racines. Mais ici nous trouvons une légère anomalie ; dans la plupart des polygonées, la saveur des tiges et des feuilles est un peu austère, nullement acide. Dans une partie des rumex, et dans quelques polygonum au contraire, elle est acide et rafraichissante. Cette anomalie diminuera de force, si nous observons, 1.° que tous les auteurs ont attribué au suc du *rheum ribes* ces deux qualités diverses, l'astringence et l'acidité ; 2.° que tous les rumex acides, autrefois nommés oseilles, se distinguent par un caractère botanique prononcé (l'absence de tubercules sur les segments extérieurs du périgone, et les feuilles munies d'oreillettes) et doivent de nou-

veau former un genre particulier. Le *polygonum hydropiper* a une
saveur âcre et piquante, qui fait exception dans cette famille. Observons cependant que son suc rougit le papier bleu, et semble
par-là se rapprocher des oseilles.

Enfin les graines de toutes les polygonées contiennent un périsperme farineux propre à la nourriture de l'homme : nous n'employons à cet usage que les *polygonum fagopyrum* et *tartaricum ;*
mais c'est uniquement à la grosseur de leur graine, et non à la
différence de leur nature, qu'il faut attribuer cette préférence. Si
les *coccoloba* semblent former une exception par leur fruit aqueux
et succulent, il faut observer que ce n'est pas proprement le fruit
qui a cette qualité, mais que c'est le calice qui persiste, se ren-
fle, et prend l'apparence d'une baie. Ainsi, si le raisinier s'éloigne
par là des propriétés des polygonées, c'est qu'il s'en éloigne aussi
par la forme.

33. CHENOPODÉES.

Chenopodæ, Vent. — *Atriplices,* Juss.

La famille des chénopodées, moins naturelle que celle des polygonées, nous offrira aussi des propriétés diverses ; les deux premières sections, qui, de l'aveu même de l'illustre auteur des Ordres
naturels, ne sont que faiblement liées aux suivantes, en diffèrent
aussi par leurs propriétés : c'est dans ces sections que nous trouvons
le *camphorosma,* dont l'odeur rappelle celle du camphre ; le *peti-
veria,* qui exhale une forte odeur d'ail ; le *phytolacca,* dont la racine, les feuilles et la baie elle-même purgent avec violence, et appliquées à l'extérieur, paraissent corroder les ulcères.

Quant à la troisième et à la quatrième section des chénopodées,
qui forment réellement un groupe naturel, nous y trouverons peu
d'anomalies ; à l'exception des feuilles de quelques anserines, qui
renferment des huiles essentielles, et qui jouissent par là de propriétés

toniques et anti-spasmodiques (*chenopodium ambrosioides, C. bo-trys, C. vulvaria?*) Nous trouverons, en général, que les feuilles des chénopodées sont émollientes, et propres à la nourriture de l'homme; c'est dans cette famille que se trouvent les bètes, les épinards, les arroches, qu'on cultive dans tous nos potagers; le *chenopodium quinoa*, qui, selon Dombey, fait la nourriture des habitants du Chili; les baselles (*B. rubra* et *cordifolia*), qui servent d'aliment aux Indiens; les salicornes, les anabasis et les soudes, qui se mangent en compotes ou en salades dans tous les pays maritimes.

Mais, arrêtons-nous un moment sur cette production de la soude, qui intéresse si vivement la chimie, la médecine et les arts; elle est due particulièrement aux chénopodées; ainsi, la plupart des *salsola* (1), des salicornes (2), des anabasis (3), quelques *atriplex* (4), quelques chénopodiums maritimes (5), et probablement aussi les *anredera*, les *caroxylum* et les *acnida*, servent ou peuvent servir à la fabrication de la soude : nulle part l'analogie naturelle ne semble plus puissante, mais cette même faculté de donner de la soude se retrouve dans plusieurs ficoïdes, telles que *mesembryanthemum crystallinum*, aux Canaries; *M. copticum* et *nodiflorum*, en Barbarie; *aizoon hispanicum*, en Espagne; *reaumuria vermiculata*, en Barbarie; dans le *plantago squarrosa*, en Egypte; le *suriana maritima*, à Cayenne; le *batis maritima*, aux Antilles, etc. Quels sont donc les organes communs à tant de plantes si diverses? Remarquons d'abord que cette production de la soude dépend uniquement de la proximité de la mer d'où elles la tirent, et que les mêmes plantes cultivées loin des côtes, produisent d'autres sels : ainsi, pour ne point sortir de la famille des chénopodées, on trouve du nitrate de

---

(1) Salsola sativa, à Alicante. S. soda, kali et fragus, sur les côtes de France.
(2) Salicornia herbacea et fruticosa, en France. S. arabica, en Egypte.
(3) Anabasis aphylla, dans l'Orient.
(4) Atriplex maritima, A. halimus.
(5) Chenopodium maritimum. C. fruticosum.

potasse tout formé dans plusieurs chénopodiums, et je suis tenté de croire que les petits grains que recouvrent les feuilles de plusieurs arroches, sont aussi de nature saline. Remarquons encore que toutes les plantes qui, cultivées au bord de mer, donnent de la soude, sont d'autant plus estimées que leur consistance est plus molle, plus succulente et plus aqueuse; mais cette consistance tient à ce que leur tissu cellulaire est formé de membranes plus faciles à distendre, et de cellules plus grandes: de cette même structure du tissu cellulaire résulte qu'à volume égal, la matière charboneuse est dans ces plantes en quantité beaucoup moindre que dans les autres, et que les sels, dissous dans l'eau aspirée par les racines, trouvent plus d'espace dans les cellules pour y être déposés sans obstruer les pores. Ces deux faits dûs à la structure du tissu cellulaire expliquent à mes yeux comment il se fait que, malgré la quantité de soude que contiennent toutes les plantes maritimes, on se soit accordé, dans toutes les parties du monde, à choisir pour l'exploitation celles dont la consistance est plus molle : comment la présence de la soude, quoiqu'accidentelle, se trouve cependant conforme dans plusieurs cas avec les classifications naturelles; comment enfin les plantes qui fournissent de la soude ont de grands rapports avec celles que divers peuples ont choisi pour leurs aliments.

Avant de quitter les chénopodées, j'observerai que leur graine parait douée de propriétés un peu délétères et stimulantes : ainsi celle du *chenopodium anthelminticum* sert de vermifuge en Amérique; celle de l'*atriplex hortensis* excite le vomissement ou un dévoiement souvent douloureux. Le *chenopodium quinoa* est une exception à cette observation si sa graine sert réellement de nourriture, comme on peut le croire en voyant que Dombey compare cet aliment au riz.

La racine des différentes espèces de bète (*beta vulgaris* et *B. cicla*) contient, comme on sait, une grande quantité de sucre. La chimie fournirait-elle quelque moyen pour expliquer le rapprochement du sucre et du sel dans diverses espèces de fucus et d'ulva

10

d'un côté, et dans les bêtes et les salsola de l'autre. Je me contente
d'indiquer ici le fait.

34. AMARANTHACÉES.

Amaranthacaæ, Juss.

Les amaranthacées sont de peu d'utilité, et ne paraissent posséder
aucune vertu bien prononcée; la plupart de celles, du moins qui
sont grandes et herbacées comme les amaranthes, peuvent se manger en légume. L'herniaire qui a été souvent vantée est absolument
hors d'usage, et paraît avoir l'écorce un peu astringente. L'*achy-
rantes obtusifolïa* Lam., passe pour diurétique dans les Indes; mais
cette propriété n'est rien moins que constatée.

35. PLANTAGINÉES.

Plantagineæ, Juss.

Les feuilles, l'herbe et la racine des plantains sont un peu amères
et astringentes, et ont même été quelquefois conseillées comme fébrifuges: leur graine est mucilagineuse, un peu âcre. Au reste, sous
ces deux points de vue, les diverses espèces de plantains ont été
substituées les unes aux autres, et ces médicaments sont peu à peu
exclus des pharmacies.

36. NYCTAGINÉES.

Nyctagineæ, Juss.

Depuis qu'il est bien démontré (1) que le jalap n'appartient point
aux nyctaginées, cette famille a cessé d'intéresser les médecins. Il
faut cependant remarquer que les racines des belles-de-nuit jouissent de propriétés purgatives. Bergius a éprouvé que celle de la *mi-*

---

(1) Voyez le Mémoire de M. Desfontaines dans les Annales du Muséum
d'Histoire naturelle.

rabilis dichotoma purge assez bien et à peu près comme le jalap ;
il n'a pas eu de succès en employant les *M. jalapa* et *M. longiflora*,
parce qu'il les avait employées à trop faible dose ; Chamberlaine,
qui a donné le *M. jalappa* à la dose de 40 grains, l'a vue agir comme
purgatif ; cette propriété paraît tenir à la résine que cette racine
contient. Crell a employé avec succès, comme purgatif, la résine
de la *M. longiflora* à la dose de 20 grains ; cette même propriété
purgative semble se retrouver dans la *boerhavia tuberosa*, Lam., si
l'on peut en juger par le nom d'*herba purgativa*, qui lui est donné
par Feuillée. Cependant on assure que les Américains mangent la
racine de cette plante.

La graine de toutes les nyctaginées offre un périsperme farineux
qui, par la grosseur à laquelle il atteint dans les belles-de-nuit,
pourrait peut-être devenir de quelqu'utilité.

37. PLUMBAGINÉES.

Plumbagineæ, Juss.

Les deux genres qui composent la petite famille des plumbagi-
nées sont distingués par des caractères botaniques très-prononcés,
et par des propriétés médicales assez différentes, mais qui paraissent
constantes dans chaque genre. La racine des *statice* et surtout des
limonium, est astringente et tonique.

Dans les *plumbago*, la racine et la plante presqu'entière est âcre,
caustique, et employée à l'extérieur pour corroder les ulcères et
même, dit-on, pour guérir la galle : ces propriétés sont communes au *pl. europæa* et au *pl. scandens,* appelé *herbe au diable* par
habitants de Saint-Domingue.

38. GLOBULAIRES.

Globulariæ, Lam. — *Lysimachiarum gen.* Juss.

Dans le groupe des globulaires, voisin des protées, des primulacées et des dipsacées, mais qu'on ne peut réunir avec aucune de ces trois familles, on trouve, en général, des plantes dont la tige et les feuilles ont une amertume remarquable, et purgent assez fortement en donnant du ton à l'estomac et aux intestins. Ces propriétés sont assez prononcées dans le *globularia alypum* (1) employé par les Provençaux; on les retrouve dans le *gl. nudicaulis*, Lin., et l'amertume des autres espèces de globulaires peut faire présumer l'analogie de leurs vertus.

39. PRIMULACÉES.

Lysimachiæ, Juss. — *Primulaceæ*, Vent.

Les primulacées n'ont que des propriétés faibles et peu prononcées; elles paraissent être légèrement astringentes et amères : la racine du *cyclamen* se distingue par son âcreté; la primevère, par le léger aromate de sa fleur; le mouron est maintenant hors d'usage après avoir eu la réputation de guérir la rage, la folie, l'épilepsie, et presque toutes les maladies incurables : la *cortusa mathioli* a été aussi vantée dans les maladies nerveuses.

40. OROBANCHES.

Orobanchoideæ, Vent. — *Lysimachiarum gen.* Juss.

Propriétés nulles ou inconnues.

---

(1) Alypi folia. *Off.*—Voyez Garidel. Histoire des plantes des environs d'Aix. l. p. 210.

41. RHINANTHACÉES.

Rhinanthoideæ, Vent. — *Pediculares,* Juss.

Toutes les plantes de cette famille sont un peu amères et astringentes; quelques-unes, et surtout celles qui croissent dans les lieux secs, comme les *veronica officinalis,* V. *teucrium,* etc. sont légèrement balsamiques, et employées comme un peu toniques. On boit en guise de thé l'infusion de plusieurs véroniques et de quelques polygala.

Presque toutes les rhinanthacées offrent une singularité qui indique une analogie dans la composition, c'est qu'elles noircissent en se desséchant.

Les polygala qui s'éloignent de la famille par plusieurs caractères botaniques, offrent aussi quelques différences de propriété; plusieurs sont laiteux; le *polygala senega* a une racine amère un peu âcre, qui est ordinairement purgative, quelquefois vomitive, et que les Américains estiment utile contre les morsures de serpents. Nos Polygala sont aussi amers et toniques. Le *P. venenata,* trouvé par Commerson à l'île de Java, passe pour avoir des fleurs vénéneuses : ces fleurs causèrent à ce voyageur, qui ne fit que les toucher, des éternuements et des maux de tête. Au reste, les nombreuses espèces exotiques de ce genre sont mal connues.

42. ACANTHES.

Acanthi, Juss.

Les propriétés de cette famille sont nulles ou peu importantes. On peut soupçonner que ces plantes sont émollientes, du moins la brancursine *(acanthus mollis,* L.*)* est employée comme telle à cause de son mucilage, et la *justicia biflora* est employé en Egypte sous forme de cataplasme. — Les voyageurs parlent de la *justicia* *ecbolium* comme d'un diurétique , et de la *J. pectoralis* comme d'un vulnéraire.

43. J A S M I N É E S.

Jasmineæ , Juss.

Les jasminées considérées botaniquement, offrent entr'elles assez de différences pour que divers auteurs les aient séparées en deux familles; et même après cette division certains genres, tel que le frêne , s'éloignent encore du groupe dans lequel on les place , et se rapprochent par divers caractères des érables avec lesquels la saveur sucrée de leur sève semble leur donner quelque analogie chimique.

Les différences botaniques existent dans le fruit qui nous présente aussi des usages fort divers; ainsi l'olivier porte, comme tout le monde sait, une drupe dont la chair est huileuse, et cette utile propriété n'a pas été retrouvée non-seulement dans d'autres genres de cette famille , mais dans aucune autre plante.

Les fleurs de jasminées offrent peu de différences botaniques, et nous retrouvons dans plusieurs d'entr'elles une odeur agréable, et la propriété de donner une huile aromatique employée comme parfum ; ainsi les *jasminum officinale* et *grandiflorum* donnent la véritable huile de jasmin ; le *mogorium sambac* fournit une huile qui ressemble tellement à la précédente qu'elle a porté longtemps le même nom ; on se sert des fleurs de l'*olea fragrans* pour aromatiser le thé, et tous les voyageurs nous vantent le parfum du *nyctanthes arbor tristis*, du *mogorium undulatum ,* etc.

L'écorce et même les feuilles de la plupart des jasminées, sont amères et astringentes ; l'amertume du *mogorium undulatum,* est notée par les voyageurs ; la propriété astringente de l'olivier est connue depuis longtemps ; mais l'écorce du frêne réunit ces qualités à un degré tel qu'il a longtemps été employé comme fébrifuge avec succès.

Le genre des frênes qui s'éloigne des autres jasminées par le port et même par la fructification, s'en éloigne encore par la nature de son suc; on sait que les exsudations de l'écorce des frênes produisent le purgatif doux et utile connu sous le nom de manne; on la retire surtout du *fraxinus rotundifolia* Lam., mais dans le Midi, elle se retrouve, quoique en moindre quantité, dans les *fraxinus ornus* L., *F. excelsior* L. et *F. parvifolia* Lam. Cette singulière substance mérite l'attention des chimistes; peut-être l'analyse comparée des mannes de frêne, d'alhagi, de mélèze, de prunier, de chêne, de saule, nous donnerait-elle l'explication de la présence d'une matière semblable dans des végétaux si divers?

44. PYRENACÉES.

Pyrenaceæ, Vent. — *Vitices*, Juss.

Les nombreux arbrisseaux de cette famille sont presque tous exotiques, peu connus et inutiles en médecine; on peut soupçonner qu'ils sont légèrement amers et astringents; la verveine et l'*agnus castus* autrefois employés, sont maintenant hors d'usage.

45. LABIÉES.

Labiatæ, Juss.

Les labiées constituent la famille la plus naturelle peut-être de tout le règne végétal; la ressemblance de leurs formes est telle qu'aucun naturaliste n'a tenté de les désunir, et qu'à peine on peut les séparer en groupes secondaires ou en genres. Les propriétés de ces plantes offrent une ressemblance tout aussi frappante, et nulle part l'accord des propriétés avec les formes n'est mis aussi complètement à découvert par la nature.

Toutes les labiées sont remarquables par leurs vertus toniques, cordiales et stomachiques; on peut distinguer dans toutes ces plantes, selon l'observation de M. de Jussieu, deux principes, l'un amer, l'autre aromatique, mélangés à proportions différentes dans toutes ces espèces; leur amertume, qui se conserve dans les infusions et les décoctions de ces plantes, paraît résider dans un principe gommo-résineux qui se trouve plus ou moins abondamment dans chacune d'elles; les espèces où il abonde, telle que le scordium , (*teucrium scordium*) la germandée (*T. chamædrys*) l'ivette (*T. chamæpitys*), etc. sont particulièrement employées comme stoma-chiques, et même quelquefois comme fébrifuges; celles, au contraire, qui abondent en huile essentielle, et qui sont conséquemment plus aromatiques , sont employées comme stimulants, échauffants et ex-citants; les mélanges divers de ces deux principes et l'état parti-culier de chacun d'eux a fait choisir plusieurs labiées pour un grand nombre d'usages médicinaux et diététiques; les unes servent d'aromate dans nos mets; telles sont la marjolaine, la sarriette , le basilic, etc. d'autres fournissent par l'infusion des boissons légèrement toniques, et qu'on prend en guise de thé; telle est la sauge , la mélisse, le dra-cocéphale, le glechome; etc. plusieurs labiées réduites en poudre sont employées comme sternutatoires et réputées céphaliques; par exemple , le marum , la marjolaine, la lavande ; quelques-unes, comme le thym , le serpolet, etc. sont employées comme parfums, d'autres fournissent les eaux spiritueuses dont nous faisons le plus fréquent usage ; telles que l'eau de mélisse, l'eau de lavande, l'eau de menthe et l'eau de romarin , nommée improprement l'eau de la reine de Hongrie.

Toutes peuvent fournir une quantité plus ou moins considérable d'huile volatile , et ce produit est surtout remarquable dans les thyms, les origans, les lavandes ; la chimie vient d'ajouter un nouveau fait à tous ceux que l'on connaissait sur l'uniformité des vertus des labiées; on avait déja remarqué que plusieurs d'entr'elles exhalent une odeur de camphre , et quelques cristaux de cette substance avaient déja été trouvés par Gaubius dans l'huile de thym , par Kunkel dans celle de romarin, par Kruger dans celle de marjo-laine, par Cartheuser dans celle de serpolet, etc. M. Proust a prouvé depuis que le camphre existe de même et en quantité tellement abondante qu'on peut l'extraire avec avantage, dans les huiles volatiles de sauge et de lavande, et probablement dans toutes les huiles volatiles des labiées.

46. PERSONNÉES.

Personatæ, Vent. — *Scrophulariæ*, Juss.

Quoique la famille des personnées soit admise par la plupart des botanistes, il s'en faut bien qu'elle soit aussi naturelle que celle des labiées. Ses propriétés offrent aussi des diversités et des anomalies qu'il est difficile de soumettre à des lois générales. Ces plantes présentent presque toutes une odeur faible, mais nauséabonde, une saveur un peu amère et des propriétés plus ou moins âcres et suspectes ; mais cette odeur est suave et aromatique dans l'*ambulia* Lam. ; cette saveur est rafraîchissante dans le *mimulus luteus*, qui sert de légume aux Péruviens, et l'âcreté de leurs sucs semble disparaître dans quelques *anthirhinum*, qui ont été réputés émollients.

Observons cependant que plusieurs plantes de cette famille paraissent produire des effets analogues sur le corps homain ; ainsi les feuilles et les racines des scrophulaires (*S. aquatica* et peut-être *S. nodosa*) des gratioles (*G. officinalis* et *G. peruviana*) de la calcéolaire, agissent comme purgatifs et à plus forte dose comme vomitifs ; ces propriétés sont portées à un haut degré, et jointes à une âcreté et à une virulence remarquable dans plusieurs digitales, et surtout dans la digitale pourprée ; les feuilles de cette plante réduites en extrait ou en poudre, produisent sur le corps humain des effets très-divers et qu'il est difficile d'expliquer ; elles excitent des vomissements, des déjections, des vertiges ; elles augmentent la secrétion de la salive et de l'urine, et diminuent la fréquence des battements du pouls ; à trop forte dose, elles causent souvent la mort ;

à dose plus faible , elles sont utiles contre les scrophules (comme on l'a dit des scrophulaires) contre l'hydropisie, l'asthme, la phtisie , etc. cette plante et ses congénères méritent toute l'attention des médecins et des chimistes ; nous manquons de bonnes analyses de toutes les personnées , et cette cause augmente sans doute à nos yeux leurs anomalies médicales.

47. SOLANÉES.

Solaneæ, Juss.

La bisarre famille des solanées semble réunir à la fois, et des preuves nombreuses de la ressemblance qu'ont les propriétés des plantes analogues, et en même temps des exceptions dont nous ne pouvons trouver aucune solution.

On regarde en général , et avec fondement , les solanées comme des narcotiques puissants et même mortels ; ces plantes , lorsqu'on les donne à faible dose , agissent comme calmants, et même comme narcotiques ; si la dose est augmentée , elles excitent des vomissements , des vertiges , des convulsions , des délires maniaques plus prononcés que dans les autres poisons végétaux ; aussi plusieurs d'entr'elles ont de tout temps été désignées sous les noms de *solamaniacum* , *S. furiosum* , *S. insanum* , etc.

Ces propriétés plus ou moins narcotiques se retrouvent dans toutes les parties de ces plantes ; ainsi la racine est regardée comme simplement narcotique dans la belladonne et la mandragore , et passe pour vénéneuse, c'est-à-dire , pour un très-puissant narcotique dans les jusquiames ; de même l'herbe est calmante dans le *solanum chenopodioides* Lam., le *solanum memphiticum* Gmel. et le *solanum dulcamara* donné à faible dose ; elle devient narcotique dans le *physalis somnifera*, la belladonne, le stramonium, le tabac, etc., et celle de la douce-amère excite des vertiges, des convulsions et des vomissements, lorsqu'elle est donnée à trop forte dose , ou prise trop peu de temps après qu'elle a été cueillie ;

mais ces qualités délétères sont plus frappantes encore dans quelques fruits ; telles sont les baies et les graines de la douce-amère, du *solanum nigrum* L. , du *cestrum venenatum* Burm. , du *physalis somnifera*, et surtout de la belladonne, du stramonium et de la jusquiame.

Mais tous ces différents organes nous offrent des anomalies singulières; ainsi parmi les racines nous trouvons celles des *solanum tuberosum* et *montanum*, qui fournissent aux Européens et aux Péruviens un aliment sain et nourrissant ; parmi les herbes nous apercevons les *verbascum*, dont les feuilles sont émollientes, anodines et résolventes, c'est-à-dire peut-être narcotiques à très-faible dose ; enfin les fruits des *capsicum* se distinguent par une saveur fortement poivrée ; ceux du *physalis alkekengi*, du *solanum lycopersicum*, du *crescentia cujete*, se font-remarquer par une saveur acidule et agréable ; ceux du *solanum quitoense* Lam. *scabrum* L., *album* Lour., *melongena* L. , *insanum* L., *anguivi* Lam., servent d'aliments dans différentes parties du monde ; peut-être dans ces divers fruits l'acide sert-il naturellement d'antidote.

Expliquerons-nous suffisamment ces anomalies, en imaginant que dans tous ces cas le principe narcotique est seulement plus faible, plus délayé, mais qu'il existe toujours. Cette hypothèse semble autorisée par les différences d'intensité qu'on observe dans les solanées narcotiques, et surtout, parce que plusieurs des solanées salubres deviennent dangereuses à trop forte dose ; telles sont le *solanum dulcamara*, le *S. lycopersicon*, le *S. scabrum*, etc. ; elle semble, surtout, autorisée par l'observation de M. Lemonnier, qui a vu une pauvre famille empoisonnée par des pommes de terre qu'on avait fait cuire dans de l'eau qui avait déja plusieurs fois servi au même usage ; cette eau était chargée de tout l'extractif qu'elle pouvait dissoudre, et au bout de quelques jours, les nouvelles pommes de terre, cuites dans cette même eau, ne purent plus s'en dépouiller. Ce fait semble indiquer que les propriétés narcotiques des solanées

tiennent à la matière extractive, et mériterait d'attirer sur cet objet
l'attention des chimistes.

48. SEBESTENIERS.

Sebestenæ. Vent. — *Borraginearum gen.* Juss.

Propriétés nulles ou inconnues, à l'exception du *cordia myxa*,
dont le fruit, plus employé jadis qu'il ne l'est actuellement, passe
pour adoucissant et mucilagineux.

49. BORRAGINÉES.

Borraginearum gen. Juss. — *Borragineæ.* Vent.

Les borraginées sont, en général, mucilagineuses, douces, émollientes; leur mucilage est quelquefois plus abondant dans la racine
comme dans le *symphytum*, le *cynoglossum*, qu'on a regardé
comme narcotique, mais qui l'est certainement très-peu, ou même
point du tout. Quelquefois ce même mucilage est plus abondant
dans les feuilles, comme dans les pulmonaires et les bourraches,
qui servent d'aliments dans plusieurs pays, et que la pharmacie emploie comme émollients et légers calmants.

Le suc de plusieurs borraginées paraît contenir du nitre tout
formé; on l'a découvert dans celui de bourrache, et on en soup-
çonne l'existence dans les *anchusa* et quelques autres borraginées,
parce qu'elles décrépitent légèrement au feu.

L'écorce de la racine de plusieurs borraginées est d'un brun rou-
geâtre, et dans quelques-unes cette écorce donne une couleur rouge
lorsqu'on la met en infusion dans l'eau ou l'esprit-de-vin, mais surtout
dans l'huile ou la graisse; c'est ainsi qu'on se sert de l'orcanette (*anchusa tinctoria*); dans le midi de l'Europe, on lui substitue l'*onosma
echioides*, qui a les mêmes propriétés, et les Américains emploient

au même usage l'*anchusa virginica*. Ces racines colorantes sont à l'intérieur fades, mucilagineuses, comme celles de toutes les borra-raginées.

50. CONVOLVULACÉES.

Convolvuli, Juss.

Murray observe que le genre des liserons est éminemment favo-rable à ceux qui croient à la possibilité de juger les vertus des plantes d'après leurs affininités botaniques; et en effet les racines de presque toutes les espèces de ce genre sont remplies d'un suc laiteux plus ou moins âcre, et qui est éminemment purgatif; nous employons déja à cet usage le suc de plusieurs espèces de liserons, par exem-ple, la scammonée, qui, d'après Sibthorp, est produite dans le Le-vant par le *convolvulus scammonia*, et une autre espèce du même genre; le jalap que donne le *C. jalapa*; le turbith, tiré du *C. tur-pethum*; le méchoacan, extrait du *C. mechoacana*. Mais outre ces espèces usuelles, il est nécessaire d'ajouter que l'on emploie au même usage les *convolvulus sepium*, *C. arvensis* et *C. soldanella*, en Eu-rope; *C. macrorhizos*, à Saint-Domingue; *C. macrocarpus*, à la Martinique; *C. maritimus*, dans les Indes et au Brésil (1), et même la saveur amère qui caractérise tous ces purgatifs, se retrouve dans plusieurs espèces du même genre et dans les genres voisins, tels que l'*hydrolea*, etc.

Cette faculté purgative des liserons est due à la résine qui est contenue dans leur suc, mais comme la proportion de résine varie beaucoup d'espèce à espèce, et quelquefois même d'individu à indi-vidu, il en résulte que la dose de ces racines est variable, et que souvent, pour éviter ces anomalies, on emploie leur résine isolée; de cette proportion variable de résine résultent quelques anomalies dans la famille; si la partie résineuse se trouve mêlée avec peu de

_____

(1) L'espèce qui sert de purgatif aux Brésiliens, est peut-être le *Convolvulus brasiliensis* Lin.

mucilage, et, au contraire, répandue dans une substance dure, ligneuse, il en résulte un médicament âcre et qu'on ne peut employer utilement qu'à l'extérieur; c'est ainsi que la racine des liserons ligneux sert de sternutatoire, comme on le voit par l'exemple du bois de rhodes fourni aux Canaries par les *convolvulus floridus* et *C. scoparius*, et par celui de l'*ipomœa quamoclit*, dont la racine peu charnue sert de sternutatoire aux Indiens. Si, au contraire, cette résine se trouve en très-petite quantité dans une racine charnue et très-mucilagineuse, alors elle ne sert plus que d'aromate, et cette racine peut être un aliment sain et agréable; c'est ce qui arrive aux racines du *convolvulus edulis*, dont les Japonais se nourrissent, et du *convolvulus batatas*, que mangent les Américains.

Je ne parle point de la cuscute, qui s'éloigne beaucoup des liserons par ses caractères botaniques, à laquelle on a attribué des propriétés fort diverses et dont la nature est peut-être influencée par celle des plantes dont elle tire sa subsistance.

51. Polemonacées.

Polemonia, Juss.

Propriétés nulles ou peu connues.

52. Bignonées.

Bignoniæ, Juss.

Leurs propriétés sont presque inconnues, et leurs caractères botaniques encore mal fixés. Les graines des sésames donnent une huile fixe inodore qui manque dans les autres bignonées. Les feuilles des sésames sont employées comme émollientes, ainsi que celles de la *bignonia indica* L. Le bois de plusieurs bignonées est réputé inattaquable par les vers; par exemple, *B. longissima* Jacq., *B. pentaphylla* L., etc.

53. GENTIANÉES.

Gentianeæ. Juss.

Il est peu de familles où l'analogie des formes et des propriétés se fasse sentir avec plus de force, que dans celle des gentianées ; toutes ces plantes ont une saveur amère, qui réside dans leur herbe et surtout dans leur racine ; elles sont conséquemment employées comme toniques, stomachiques et fébrifuges. Ces utiles propriétés sont surtout connues dans la racine de la *gentiana lutea* employée en France et en Angleterre, de la *g. rubra* qu'on lui substitue en Allemagne, et de la *g. purpurea* qui tient sa place en Norvège : on les retrouve dans le *g. centaurium*, dont on a tort, selon l'observation judicieuse de Cullen, de prescrire les sommités fleuries, puisque les fleurs sont insipides, et que l'analogie porte à attribuer plus d'efficacité aux racines. Si nous parcourons rapidement les genres qui composent cette famille, nous trouverons parmi les plantes indigènes le *g. amarella* , *g. campestris*, *g. cruciata*, *chlora perfoliata*, *menyanthes trifoliata* , *villarsia nymphoides*, qui jouissent d'une saveur amère, et qui ont été employées comme toniques ou fébrifuges : parmi les plantes exotiques nous trouvons le *villarsia ovata* Vent., dont l'amertume égale celle du treffle d'eau, le *chironia trinervia* dont l'amertume a été remarquée par les voyageurs , le *g. peruviana* , employé par les Péruviens sous le nom de cachen , les *coutoubea alba* et *purpurea* , auxquels les habitants de la Guyane attribuent les mêmes vertus , l'*ophiorhiza* , dont la racine passe pour utile contre la morsure des serpents , comme on le dit d'un grand nombre de plantes toniques , le *spigelia anthelmia* qui jouit aussi bien que l'*ophiorhiza* des propriétés vermifuges ; enfin le *potalia amara* d'Aublet , qui , placé par sa forme entre les gentianées et les apocinées , est amer comme les premières , âcre et propre à servir d'émétique comme les secondes.

54. APOCINÉES.

Apocineæ. Juss.

Nous trouvons dans les apocinées des propriétés nombreuses, et qui pourraient nous paraître très-diverses, si elles n'étaient souvent réunies dans les mêmes espèces : cette famille se rapproche par ses vertus et par ses usages des convolvulacées, des gentianées et des rubiacées, dont elle se rapproche par les formes extérieures.

On peut dire en général des apocinées qu'elles sont âcres, stimulantes et un peu astringentes. On conçoit que ces propriétés, lorsqu'elles sont faibles, peuvent devenir utiles, tandis que poussées à l'excès, elles doivent former des poisons dangereux ; dans plusieurs cas ces plantes agissent sur les nerfs d'une manière qu'on a, mal-à-propos, assimilée à l'action des plantes narcotiques, mais qui serait mieux désignée sous le nom de stupéfiante, puisqu'elles arrêtent l'action motrice des nerfs sans causer le sommeil.

Si nous descendons dans les détails, nous trouverons qu'en général leurs racines sont vivement âcres et stimulantes, de sorte que plusieurs d'entr'elles sont employées comme émétiques, c'est ainsi que les racines du *cynanchum vomitorium* Lam., du *cynanchum tomentosum* Lam., du *periploca emetica* Retz, de l'*asclepias curassavica* Lam., sont employées dans divers pays à la place de l'ipécacuanha, comme j'ai eu occasion de le développer en détail dans mon Mémoire sur les diverses espèces d'ipécacuanha, imprimé par extrait parmi ceux de la société médicale d'émulation, (vol. I, p. 238.) La racine de l'*ophioxylon* au lieu d'agir comme émétique est purgative : cette racine est fort amère ; elle passe parmi les Indiens pour tonique, fébrifuge, et pour l'antidote des morsures de serpents.

La propriété purgative de cette apocinée se retrouve dans l'écorce du *cerbera manghas* Lam. ; les autres écorces d'apocinées ou du

moins plusieurs d'entre elles , sont employées, comme astringentes et fébrifuges ; telle est surtout celle du *nerium antidysen-
tericum.*

Le suc des apocinées est laiteux , âcre , plus ou moins caustique
et amer ; il ne serait peut-être pas impossible d'en tirer du caoutchouc , comme le font présumer quelques essais incomplets faits sur
l'*asclepias syriaca* , et surtout l'exemple de l'*urceola elastica* de
Roxburg. Mais, par une exception bizarre', nous trouvons ici l'*asclepias lactifera* , dont le lait est, dit-on , très-doux , et si abondant
que les Indiens l'emploient comme aliment ; avouons cependant
que l'histoire de cette plante est encore mal connue ; peut-être
ce lait est-il employé seulement dans la jeunesse de la plante
et alors l'activité du suc des apocinées est peu ou point développée ;
ainsi les jeunes pousses de plusieurs plantes de cette famille servent
d'aliment à l'homme dans divers pays : je citerai pour exemples
pergularia edulis Wild , *periploca esculenta* , *apocynum indicum* ,
asclepias asthmatica L. , (qui est la même plante que le *cynanchum
vomitorium* Lam.) , *asclepias aphylla* Lam. , *asclepias stipi-
tacea* Forsk. , etc.

Les fruits des vraies apocinées sont peu employés , mais on se
sert utilement des fruits des apocinées munies de baies, telles que
les *cerbera* et les *strychnos* ; les premiers paraissent agir seulement comme vomitifs, mais dans les seconds , qui comprennent la
noix vomique et la féve de Saint-Ignace , la pulpe et surtout la
graine sont très-amères , ce qui les rend toniques et fébrifuges ,
et ils possèdent en même temps une âcreté qui les rend vomitives ,
quelquefois vénéneuses et dangereuses par leur action sur les
nerfs.

Malgré les légères anomalies que nous avons observées, la famille des apocinées paraît offrir une uniformité de principes et de
vertus proportionnelle à celle de ses caractères extérieurs.

55. SAPOTILLIERS.

Sapotæ. Juss.

Ces arbres, tous exotiques, sont encore peu connus, surtout relativement à leurs propriétés ; il paraît que leur plus grande utilité
consiste dans leur fruit, dont on mange la pulpe : ainsi celle du
mimusops elengi L. , de l'*imbricaria malabarica* Lam. , du *side-
roxylon spinosum* Lam. , du *chrysophyllum cainito* Lam. , du
C. jamaicense Jacq. , *C. oliviforme* Lam. , *C. macoucou* Aubl. ,
servent d'aliment à l'homme dans les pays où ces arbres croissent
naturellement, et les voyageurs attribuent à presque tous une saveur douce et un peu acidule ; les graines de l'*achras sapota* sont
regardées comme apéritives et diurétiques : les écorces de quatre
espèces d'*achras* , sont , au rapport de Brown, assez astringentes
et fébrifuges pour être substituées au quinquina.

56. EBENACÉES.

Ebenaceæ. Vent. — *Guyacanæ.* Juss.

Cette famille encore mal connue, ne nous offre que deux genres
qui aient quelqu'intérêt par leur emploi : les plaqueminiers et les
aliboufiers. Quant aux premiers on mange leurs baies dans plusieurs
pays, par exemple, *diospiros virginiana* en Amérique septentrionale, *D. kaki* au Japon, , *D. decandra* en Cochinchine, , *D. chlo-
roxylon* Roxb. à la Côte de Coromandel. Les aliboufiers (*styrax*)
intéressent davantage la médecine , puisqu'ils nous fournissent le
benjoin qu'on retire du *styrax benjoin* de Dryander , et le storax
qui est produit dans le Levant par le *styrax officinale.* Ces deux
baumes qui sont composés de résine et d'acide benzoïque , ré-
pandent une odeur suave , et sont employés dans les maladies

du poumon. Mais observons que la place de ce genre dans l'ordre naturel, n'est point encore fixée, et peut-être doit-il être rangé parmi les méliacées. Ici l'analogie des propriétés ne s'étend pas au-delà des espèces d'un même genre, et l'analogie des formes n'est guère plus prononcée.

57. RHODORACÉES.

Rhodoraceæ. Vent. — Rhododendra. Juss.

Le peu de connaissance que nous possédons sur les propriétés des rhodoracées, nous permet d'y apercevoir deux principes tantôt réunis, tantôt séparés : 1.º l'écorce et les feuilles de plusieurs d'entr'elles sont astringentes, comme, par exemple, l'*azalea procumbens*, les *rhododendron ferrugineum* et *chrysanthum*, le *ledum palustre*, etc. ; 2.º quelques-unes ont encore une propriété narcotique ; elle a été aperçue dans le ledum qui excite des maux de tête, et qui rend, dit-on, la bière narcotique : dans le *rhododendron ferrugineum* que quelques écrivains ont regardé comme vénéneux ; dans le *rhododendron chrysanthum*, où elle est portée à un degré très-énergique ; enfin il paraît que les fleurs de l'*azalea pontica* produisent un nectar qui, pompé par les abeilles, rend leur miel vénéneux : on sait qu'au rapport de Xénophon plusieurs soldats de l'armée des dix mille éprouvèrent de fâcheux effets de ce miel près de Trébisonte.

58. ERICACÉES.

Ericæ. Juss.

Cette famille qui diffère à peine de la précédente par sa structure, s'en rapproche aussi par des propriétés semblables ; les feuilles et surtout les écorces des éricacées sont astringentes comme dans les rhodoracées , aussi on substitue l'*andromeda 'polifolia* au lédum, et on emploie comme astringents l'*arbutus uva - ursi* ; le *vaccinium vitis-idea* et les *pyrola* ; il y a plus : les anciens avaient donné à ces plantes le nom d'*erica* , qui signifie briser, parce qu'ils attribuaient à la bruyère la vertu de dissoudre le calcul ; la même propriété a été dans les temps modernes attribuée à l'*uva ursi* , et même au *vitis-idea* ; on a depuis apprécié à leur juste valeur les prétendus lithontriptiques , mais on ne peut nier que l'*uva-ursi* n'ait été utile dans plusieurs cas, non pour dissoudre, mais pour expulser le gravier et surtout les calculs rénaux : cet effet est attribué par plusieurs praticiens aux astringents qui agissent ici comme toniques et stimulants. La discussion de cette question est hors de mon sujet ; il me suffit d'observer que la même propriété a été observée dans plusieurs plantes voisines.

Les baies de toutes les éricacées à fruit charnu, servent d'aliments dans différents pays , et on leur attribue une saveur agréable et styptique ; ainsi on se nourrit à Saint-Domingue du *brossæa coccinea* , en Laponie de l'*arbutus alpina* , dans l'Orient des *arbutus andrachne* et *integrifolia*, aux terres Magellaniques de l'*arbutus mucronata*, et enfin en Europe du *vaccinium myrtillus*, du *vitis idæa* , du *vaccinium oxycoccos* , de l'*arbutus uva ursi* et *nuredo*. Ce dernier, pris en trop grande dose , devient , dit-on , narcotique , ce qui serait un nouveau point de contact entre les éricacées et les rhodoracées.

59. CAMPANULACÉES.

Campanulaceæ. Juss.

Les campanulacées renferment un suc laiteux, et comme toutes les plantes lactifères, elles sont la plupart un peu suspectes ; plusieurs d'entr'elles ont un effet délétère sur l'économie animale : telles sont les *lobelia urens* , L. *cirsifolia* , L. *longiflora*, et surtout le L. *tupa* , dont le suc appliqué à l'extérieur, agit comme caustique, et pris à l'intérieur excite des vomissements, des douleurs d'entrailles, et souvent la mort.

Ce suc paraît d'une nature plus douce dans la racine du *lobelia syphilica*, qui, pris à dose légère, agit comme diaphorétique et à dose plus forte comme purgatif, enfin à plus grande encore comme émétique; c'est probablement à la réunion des deux premiers moyens qu'est due son utilité contre les maladies syphilitiques: des expériences faites depuis lors en Europe, ont retrouvé la même propriété parmi les *phyteuma*.

Nous avons choisi plusieurs de nos aliments dans cette famille dangereuse; mais rappelons ici les réflexions que nous avons faites à ce sujet dans la première partie de cette dissertation, et observons que les campanulacées ne nous servent d'aliment que dans leur jeunesse, comme on le voit dans le *campanula rapunculus*, *C. trachelium*, etc.

60. C H I C O R A C É E S.

Cichoraceæ. Juss.

Les chicoracées sont un peu plus douces que les campanulacées, mais leur ressemblent absolument par les caractères médicaux et chimiques. Cette ressemblance pourra être regardée comme une exception à la loi de l'analogie par les botanistes systématiques; mais ceux qui marchent dans la science, guidés par les lumières de l'anatomie et des rapports naturels, ne voient, dans ces plantes, que des groupes très-rapprochés. Les campanulées leur offrent des fleurs aggrégées dans le *jasione*, des corolles fendues longitudinalement dans le *goudenia*, des anthères réunies dans le *lobelia* et le *jasione*. Que ces trois caractères se trouvent un jour réunis sur la même plante, et il n'existera d'autre différence entre ces familles, si non que dans la première le fruit sera polysperme, et dans la seconde monosperme.

Le suc des chicoracées est ordinairement laiteux, amer, un peu astringent et narcotique. Ces propriétés se trouvent dans presque toutes les espèces sauvages, à un degré plus ou moins prononcé : on les remarque surtout réunies dans les *lactuca silvestris* et *virosa* ; mais le principe astringent domine presque seul dans les chicoracées non laiteuses, telles que la piloselle ; l'amertume dans les chicoracées laiteuses, telles que la dent de lion, la chicorée ; et si les *lactuca silvestris* et *virosa* L. ont des propriétés délétères, elles les doivent probablement au mélange de ces deux principes : on peut en effet rendre le suc de la laitue vénéneuse aussi anodin que celui de la laitue cultivée, en le traitant avec l'albumine des œufs, c'est-à-dire, en lui enlevant son tannin.

Mais nous avons déja vu souvent qu'un faible degré d'astringence ou d'amertume mélangé avec le mucilage, forme un composé qui, sans être dangereux, est agréable à notre palais, et qui quelquefois même a d'utiles propriétés médicales. Nos efforts se sont donc dirigés vers ce but, et nous avons saisi les moyens d'utiliser les chicoracées, avant que leur suc propre fût entièrement formé : ainsi, presque toutes servent d'aliments dans leur jeunesse, c'est-à-dire, à l'époque où le mucilage est le plus abondant ; telles sont les jeunes pousses de *tragopogon*, les jeunes feuilles de *taraxacum*, de laitron, de laitue ; etc. : d'ailleurs nous cherchons à prolonger cette jeunesse par la privation de la lumière, et nous étiolons, pour les rendre propres à notre nourriture, les laitues, les chicorées, etc. : enfin, nous nous servons, dans le même but, des parties de la plante qui sont naturellement étiolées, telles que la racine : c'est ainsi que nous tirons un usage précieux des racines des cercifix, des scorzonères, de la chicorée, de la dent de lion, du *picris echioïdes*, etc. Serait-ce enfin à cette même privation de la lumière que les graines de toutes les chicoracées devraient leurs qualités froides anodines, comme on le voit dans les chicorées, les laitues, etc.

61. CYNAROCÉPHALES.

Cynarocephalæ. Juss.

Les cynarocéphales forment un groupe plus distinct par le port que par les caractères, et lié de très-près avec la famille précédente et avec la suivante. Elles possèdent en général, dans leur tige et dans leurs feuilles, une amertume souvent très-forte, et qui paraît tenir à un principe extractif uni avec la gomme qui, dans quelques-unes, telles que les *atractylis*, est en grande abondance. Cette amertume les a fait employer quelques fois comme stomachiques, tel est le chardon-béni ; ailleurs comme légèrement fébrifuges, tels sont le chardon-marie, la chaussetrape, le bluet, l'artichaut ; quelquefois enfin ce principe tonique, à un plus faible degré, agit comme sudorifique ou diaphorétique : on le voit dans le chardon béni, la bardane, etc.

Ici, comme dans les familles précédentes, nous employons à notre nourriture cette amertume, avant qu'elle soit bien développée, et lorsqu'elle est encore délayée pour ainsi dire dans un mucilage insipide. C'est ainsi qu'on mange en divers pays les jeunes feuilles des chardons maries, des carthames, des chausse-trapes ; et c'est probablement par la même raison que les réceptacles de plusieurs cinarocéphales se trouvent bons à manger avant l'épanouissement des fleurs, comme nous le voyons tous les jours dans l'artichaut ; et comme on le retrouve dans l'onopordon, les carlines, le *carduus eriophorus*, et probablement dans toutes les cynarocéphales peu ligneuses.

Les graines de toutes les plantes de cette famille sont huileuses et d'une saveur légèrement amères : leurs propriétés, éprouvées dans un petit nombre, offrent quelques différences ; les unes sont purgatives comme dans le carthame, d'autres diaphorétiques comme dans le chardon béni, quelques-unes réunissent ces vertus ; comme celles de bardane qui passent pour diurétiques, diaphorétiques, et un peu purgatives.

62. C o r i m b i f è r e s.

Corimbiferæ. Juss.

Dans les corimbifères nous retrouvons la même amertume que dans les cynarocéphales, mais elle y prend un caractère différent; elle s'y trouve combinée à un principe résineux qui en exalte d'ordinaire les propriétés. Les anomalies en apparence nombreuses de cette famille, s'expliquent, les unes par la proportion diverse de résine mêlée à leur mucilage, les autres par l'état plus ou moins oxygéné de cette résine. Citons rapidement quelques exemples de ces deux causes de variations. Que la résine se trouve en faible quantité, et mélangée à un mucilage amer ou astringent ; alors nous retrouvons les propriétés toniques, stomachiques et fébrifuges des cynarocéphales, comme dans le *tussilago farfara*, la camomille, l'inule, la verge d'or, la *matricaria parthenium*, etc. ; que cette quantité de résine augmente, et nous trouverons une augmentation dans les propriétés stimulantes de ces plantes. Les unes serviront d'anthelmintiques, comme les armoises, les tanaisies, les santolines; d'autres joueront le rôle d'emménagogues, comme les matricaires, les achillières, et ces mêmes armoises. Quelques-unes seront sudorifiques, comme les *calendula*; on en trouvera de sternutatoires, comme la *ptarmica*, l'*arnica*, et d'autres qui, appliquées sur les gencives, exciteront fortement la salivation, comme les *spilanthus*, le *sigesbeckia orientalis*, l'*anthemis pyrethrum*, le *coreopsis bidens*, le *bidens tripartita* : que ce même principe résineux, au lieu d'être complètement oxigéné, reste à l'état d'huile volatile, alors nous aurons des plantes qui, à-la-fois amères et aromatiques, deviendront toniques et anti-spasmodiques, comme les achillières, les camomilles, les armoises, les tanaisies, les eupatoires, etc. Peut-on, dans toutes ces propriétés diverses, dont plusieurs sont réunies dans les mêmes plantes, ne pas reconnaître les modifications du principe résineux uni à un principe extractif plus ou moins amer. Ce mélange se retrouve dans toutes les parties des corimbifères usuelles, et n'est sans doute que plus affaibli dans les espèces inutiles où il semble manquer entièrement.

Les graines des corimbifères sont toutes plus ou moins huileuses, et plusieurs, parmi les armoises et les tanaisies, sont regardées comme anthelmintiques; mais la difficulté qu'on trouve souvent à les dégager de leur enveloppe commune, fait qu'on les emploie ordinairement mélangées avec les folioles de l'involucre, les réceptacles et les sommités des plantes qui contiennent de l'huile volatile, en sorte qu'il est difficile de déterminer exactement les propriétés de l'huile fixe contenue dans les graines. Cette huile est même en certains cas tellement abondante, qu'on l'extrait avec profit du *madia sativa* au Chili : nous pourrions aussi tirer parti de celle de l'*helianthus*. Le genre *helianthus* nous présente une légère anomalie, par la nature douce, nutritive et mucilagineuse des tubercules que portent la racine de l'*helianthus tuberosus*. Mais je renvoie, pour la solution de cette difficulté, aux observations que j'ai faites sur ce sujet dans la première partie de cette dissertation.

63. DIPSACÉES.

Dipsacearum gen. Juss.

Les dipsacées proprement dites sont de peu d'utilité et paraissent légèrement amères et toniques; quelques scabieuses ont été employées comme diaphorétiques et comme siphylitiques; mais elles sont maintenant presque hors d'usage, surtout sous le dernier rapport.

64. VALERIANÉES.

Dipsacearum gen. Juss.

Les valerianées se séparent des dipsacées non-seulement parce que leurs fleurs sont distinctes, que leur port est fort différent, mais encore parce que leur ovaire est réellement adhérent au calice, que ce calice est simple et non pas double, que leur fruit contient souvent plus d'une graine, et que cette graine est souvent dépourvue de périsperme. Elles s'en distinguent aussi par des propriétés médicales bien prononcées; les racines des *valeriana officinalis*, *V. phu*, *V. celtica*, et probablement de toutes les valérianes vivaces, sont amères, toniques, aromatiques, anti-spasmodiques et vermifuges; on les a même conseillées quelquefois comme fébrifuges. Leurs feuilles n'ont qu'une légère amertume, aussi nous servent-elles d'aliment dans leur jeunesse, comme les mâches cultivées dans nos potagers, et la valériane rouge qu'on mange en Sicile.

65. RUBIACÉES.

Rubiaceœ, Juss.

La garance, le quinquina, l'ipécacuanha, le café, plantes de première utilité pour l'homme, appartiennent à la famille des rubiacées, et fixent d'abord notre attention sur les principales propriétés de trois organes très-divers, la racine, l'écorce et la graine. Voyons si les propriétés qui distinguent ces plantes précieuses sont isolées dans la nature.

Quant aux racines, nous voyons toutes les espèces de garances munies de racines rouges et susceptibles de donner cette même couleur, soit à l'eau dans laquelle on les fait macérer, soit aux étoffes sur lesquelles on fixe la couleur par des mordants. Cette même propriété se retrouve dans la plupart des rubiacées indigènes qui ap-

partiennent à la même section que la garance, telles sont les *aspe-*
rula arvensis, *A. tinctoria*, les *galium mollugo*, *G. sylvaticum*,
G. aparine, *G. verum;* et parmi les rubiacées exotiques qui, par
leurs feuilles non verticillées, leur fruit polysperme et leur tige
ligneuse, s'éloignent de celles de nos climats, nous en trouvons encore plusieurs qui participent à la même propriété; ainsi, le *mo-*
rinda umbellata est employé aux Moluques; l'*hydrophylax mari-*
tima, le *patelea coccinea*, dont les voyageurs ont remarqué la teinte
rouge, pourraient sans doute offrir la même utilité, et M. Petit-
Thouars vient de la trouver dans le *Danaïs* de Commerson.

Les éminentes propriétés du quinquina ne se trouvent pas abondamment répandues parmi les écorces des rubiacées; on sait cependant
que toutes les espèces du genre *cinchona* participent, avec de légères
modifications, à ses propriétés toniques, astringentes et fébrifuges.
On sait, d'après le témoignage de Michaux, que le *pinkneya*, genre
voisin du *cinchona*, est aussi employé comme fébrifuge dans le sud
de l'Amérique septentrionale. On retrouve l'amertume du quinquina
dans le *guettarda coccinea*, et surtout dans le *portlandia grandiflora.*
Ses propriétés astringentes ont été remarquées dans l'écorce et les
racines de l'*antirhœa*, dont les habitants de l'Ile-de-Bourbon se
servent pour arrêter les hémorragies ; dans le *morinda royoc*, qui
sert à faire de l'encre ; dans le *bellonia aspera*, et enfin jusque dans
les *galium*, les *asperula* et les *rubia*, quoique ces plantes herbacées soient assez éloignées du *cinchona*, dans la famille des rubiacées.

On sait que quelquefois le quinquina piton (1) excite le vomissement; on sait encore que l'ipécacuanha jouit de quelques propriétés
astringentes ; cette double ressemblance ne tend-elle pas à rapprocher les vertus des quinquinas et des ipécacuanhas. Mais les propriétés
émétiques de ces derniers se retrouvent dans plusieurs plantes de la
même famille; ainsi, on sait que le *psychotria emetica*, au Pérou,

_____

(1) C. floribunda. *Sw.* — C. montana. *Bad.*

et le *callicocca ipecacuanha* au Brésil, fournissent l'un et l'autre les racines que le commerce nous transmet : il paraît encore, d'après le témoignage de Dandrada que le *psychotria herbacea* jouit des mêmes propriétés.

Quant aux graines des rubiacées, on peut soupçonner qu'elles participent plus ou moins aux propriétés du café qui sont trop connues pour que je les rappelle ici. Cette opinion est fondée sur ce que les propriétés de la graine du cafeyer résident dans le périsperme corné qui en fait la majeure partie et qui se retrouve de même dans toutes les graines des rubiacées ; sur ce que la saveur et l'arome du café ne se développent que par la torréfaction qu'on n'a encore tentée que sur un petit nombre de graines ; sur ce qu'enfin les semences du gratteron (*galium aparine*), ont, comme je l'ai dit plus haut, offert une saveur analogue, et puisqu'on retrouve quelque analogie entre deux plantes qui sont placées aux deux extrémités de la famille : il est bien probable que les intermédiaires suivent la même loi.

66. CAPRIFOLIACÉES.

Caprifolia, Juss.

La famille des caprifoliacées est composée de plusieurs groupes tellement prononcés, qu'on pourrait, sans difficulté, les regarder comme autant de familles distinctes, mais cependant réunies par certaines alliances. Nous ne devrons donc point nous étonner si nous trouvons dans cette famille des anomalies assez nombreuses de genre à genre, et nous pourrons regarder que l'analogie est suffisamment conservée, si les espèces d'un même genre offrent des vertus semblables. On peut dire en général que les caprifoliacées ont l'écorce astringente : ainsi celle du *rhizophora gymnorhiza L.* sert à teindre en noir dans les Indes ; celle du *lonicera corymbosa* est employée au même usage par les habitants du Chili ; celles du *linnæa* et de plusieurs cornouillers donnent aussi des indices d'un principe astringent : on les a retrouvés dans le guy, mais on assure que c'est seulement dans les individus crûs sur le chène ; et on conçoit en effet qu'une plante parasite peut varier dans ses propriétés, selon l'aliment que lui fournit l'arbre qui la porte. Si nous jetons encore un coup d'œil général sur les fruits des caprifoliacés, nous les verrons presque tous dangereux, mais il convient de distinguer ici chaque genre. Les baies du *loranthus* et du *viscum*, c'est-à-dire, des caprifoliacées parasites, renferment une matière glutineuse, qui n'est soluble ni à l'eau ni à l'alcool, qui est analogue à la glu, et même un peu au caoutchouc. Ces graines sont caustiques, et paraissent avoir des effets dangereux sur l'économie animale. Cette même matière glutineuse paraît se retrouver dans l'écorce du guy : son bois passe pour anti-spasmodique.

Dans le groupe des palétuviers dont Lamarck a fait une famille distincte, nous remarquerons le *rhizophora gymnorhiza ;* dont le bois et l'écorce exhalent une odeur sulfureuse. On mange dans divers pays les fruits de ces arbres, mais les Européens les trouvent en général de mauvais goût et de digestion difficile.

Les sureaux se reconnaissent à leur odeur fétide, à leurs fleurs odorantes et sudorifiques, à leurs feuilles et à leur liber qui agissent comme émétiques ou comme purgatifs drastiques, propriété qu'on retrouve dans leurs graines aussi bien que dans celles du lierre et du chèvrefeuille. Les cornouillers portent un fruit remarquable par la réunion d'un principe astringent et styptique, avec une huile fixe assez abondante pour en être extraite sans trop de perte.

Le lierre que les botanistes regardent comme intermédiaire entre les caprifoliacées et les araliacées, touche aux premières par les qualités délétères de son fruit, et nous annonce le voisinage des secondes, par le suc résineux et aromatique qui découle de son écorce,

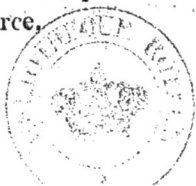

67. ARALIACÉES.

Araliæ. Juss.

Les araliacées ne sont presque qu'une section des ombellifères, et ont les mêmes propriétés, à l'exception de celles qui tiennent aux graines, parce que c'est en effet dans cet organe que résident les différences botaniques de ces deux familles.

Leur écorce suinte une gomme-résine aromatique, comme on le voit surtout dans l'*aralia umbellifera*. La racine de la plupart des araliacées paraît douce, légèrement tonique, et a le goût de celle du panais dans les *A. racemosa* et *A. nudicaulis*. Le ginseng qui appartient à cette famille s'en distingue par ses propriétés toniques, restaurantes et aphrodisiaques ; mais il paraît qu'elles ont été fort exagérées ; et supposé même que les récits des Chinois fussent véridiques, il faudrait déterminer encore l'influence du mode de préparation et du sol sur cette racine, avant de la regarder comme une exception.

68. OMBELLIFÈRES.

Umbelliferæ, Juss.

De toutes les familles de plantes dont nous traçons ici rapidement les caractères médicaux, il n'en est aucune qui mérite une attention plus scrupuleuse que celle des ombellifères, soit à cause de son importance dans la diététique et la thérapeutique, soit à cause des anomalies qu'elle présente : ici il sera nécessaire de recourir avec soin à la distinction exacte des différents organes, et même à celles des différents sucs.

Toutes les anomalies apparentes de la famille des ombellifères me semblent s'expliquer en admettant que leur extractif est narcotique, et leurs principes résineux plus ou moins stimulants et aromatiques ; ou, en d'autres termes, que leur sève à moitié élaborée est narcotique , tandis qu'au contraire elle devient aromatique ou stimulante lorsqu'elle est transformée en véritable suc propre. Suivons les conséquences de cette hypothèse, en l'appliquant à chaque organe en particulier, et aux phénomènes généraux que présentent les ombellifères.

La physiologie végétale nous apprend que l'humidité du sol pénètre dans la plante par l'extrémité des radicules, qu'elle s'élève dans le corps de la racine, puis monte dans le tronc jusqu'à l'extrémité de la plante ; là, par des chemins encore inconnus, après avoir été élaborée, elle se change en suc propre, et redescend le long de l'écorce jusque dans la racine. Celle-ci est donc composée d'une grande quantité de séve non encore élaborée, et d'une certaine quantité de suc propre qui redescend de l'écorce ; par conséquent, d'après notre hypothèse, la racine des ombellifères doit être un mucilage aqueux et fade plus ou moins aromatisé par le suc propre, et elle doit n'être nullement dangereuse puisqu'elle contient peu ou pointd'extractif, et propre à la nature de l'homme. Ce sontl à en effet les propriétés générales des racines de carottes, de panais , d'angéliques, de panicauts, de lasers , de berles , etc. , etc., où nous ne voyons de différences qu'une plus ou moins grande quantité de principes aromatiques. Dans l'herbe, au contraire , nous trouvons à l'intérieur une quantité notable d'extractif mélangé dans la séve, et qu'on extrait par l'infusion ou la décoction dans l'eau ; à l'extérieur, c'est-à-dire, dans l'écorce, une quantité variable de suc propre, plus ou moins aromatique, plus ou moins résineux : conséquemment , dans l'état naturel des choses , l'extrait des herbes d'ombellifères doit être narcotique, comme on le voit dans le *conium maculatum*, le *cicuta virosa* , l'*æthusa cynapium*, etc., tandis qu'au contraire les sucs propres extraits de l'écorce, soit par une incision , soit par des préparations pharmaceutiques , seront toniques, stimulants ou aromatiques, comme on le voit pour le *gal-*

banum, l'*opopanax*, la liveche, l'*assa fetida*, etc. De plus, si l'on
emploie à-la-fois l'écorce et le tronc, c'est-à-dire, la séve et le suc
propre réunis, les propriétés de ce mélange varieront selon les proportions de l'un et de l'autre principe.

Enfin, si nous employons les graines, comme nous n'y trouvons
point de sève, du moins à leur maturité, mais une quantité notable
d'huile volatile logée dans leur tunique extérieure, nous devons
nous attendre à ce qu'aucune ne sera dangereuse, et que toutes
seront aromatiques, stimulantes et toniques; et, en effet, ces propriétés sont communes aux graines de toutes les ombellifères.

Allons plus loin, et nous verrons que l'hypothèse que j'ai pré-
sentée plus haut, explique jusqu'aux variations que le sol, l'âge,
la culture, apportent dans les propriétés des ombellifères. Ainsi
nous savons, en général, que les plantes aquatiques contiennent,
à proportion gardée, une quantité plus considérable de sève que de
suc propre, plus de mucilage et d'extractif que d'huile et de résine;
ainsi nous ne serons point surpris de voir les ombellifères d'autant
plus narcotiques, qu'elles croissent plus dans l'eau; d'autant plus
chaudes et aromatiques, qu'elles naissent dans un lieu plus sec; de
même nous concevrons comment celles qui sont étiolées contiendront une sève à peine élaborée, et pourront être ainsi assimilées
aux racines; tandis qu'au contraire celles qui seront exposées à une
lumière vive, contiendront beaucoup plus de suc propre.

D'après ces considérations, je crois que la famille des ombellifères rentre dans les lois de l'analogie, telles du moins que je les
conçois, c'est-à-dire, que chaque suc, que chaque organe conserve
la même nature et les mêmes propriétés dans chaque famille. Ajoutons que l'organe qui fournit le vrai caractère botanique de la famille, c'est-à-dire la graine, est celui où la chimie et la médecine
trouvent le moins d'anomalies.

69. RÉNONCULACÉES.

Ranunculaceæ. Juss.

La famille des renonculacées, considérée dans son ensemble, nous offre plus d'uniformité apparente que celle des ombellifères ; mais si nous descendons dans les détails, nous y rencontrerons çà et là des anomalies dont l'état actuel de nos connaissances chimiques ne donne pas la solution.

Toutes ces plantes sont, en général, âcres et caustiques, et dans quelques-unes, ce principe délétère est si énergique, qu'elles sont réellement vénéneuses. Ce principe caustique paraît d'une nature très-singulière ; il est tellement volatil que, dans la plupart des cas, la dessication à l'air, l'infusion dans l'eau, la cuisson, suffisent pour le détruire ; il n'est ni acide, ni alcalin ; on l'augmente par les acides, le miel, le sucre, le vin, l'alcool, etc., et il n'est réellement détruit que par l'eau. Ces singuliers caractères chimiques se retrouvent, selon Krapfen, dans un très-grand nombre de renoncules, telles que *R. bulbosus*, *R. sceleratus*, *R. acris*, *R. arvensis*, *R. thora*, *R. illyricus*, *R. alpestris*, *R. flammula*, etc. Il paraît exister encore dans tous les hellébores, les clématites, les aconits, les anémones, dont le suc des feuilles et des tiges paraît doué d'une causticité analogue. Mais quelques autres plantes présentent des caractères différents ; ainsi l'anémone hépatique et le *delphinium consolida* sont regardées comme astringentes ; je crois cependant y retrouver, à une faible dose, le principe caustique, puisque ces plantes sont employées comme cosmétiques, c'est-à-dire, comme très-légers caustiques. Enfin ce principe, s'il existe, est tellement faible dans certaines renoncules, qu'on peut les manger sans inconvénient ; telles sont les *R. auricomus*, *lanuginosus*, *ficaria*, qui peut-être perdent leur faible causticité par la cuisson ; telle est encore la renoncule aquatique, qui, dans certains villages d'Angleterre, sert,

14

après sa dessication , à nourrir les bestiaux ; ici le principe caustique peut s'évanouir , soit par la station de la plante au milieu de l'eau, soit par sa dessication.

Nous retrouvons ce même principe caustique , mais mélangé le plus souvent avec un principe aromatique, dans la graine de la plupart des renonculacées , ce qui rend les unes âcres et stimulantes comme dans les *nigella* , d'autres caustiques et vermifuges, comme dans le *delphinium staphysagria* , quelques-unes simplement toniques, comme peut-être *l'aquilegia*.

Mais c'est surtout par leurs racines que les renonculacées interressent l'art de guérir. Ces racines sont presque toutes douées , à un degré plus ou moins prononcé, d'une âcreté et d'une amertume qui les rend très-énergiques, et, par conséquent, susceptibles d'être très-dangereuses ou très-utiles ; cette âcreté se retrouve même dans les espèces dont l'herbe est innocente, telles que la ficaire, le *thalictrum*. Elle est poussée à un haut degré d'énergie dans les *aconitum napellus* , *A. cammarum* , et même *A. anthora* , dans le *thalictrum flavum* , et surtout dans plusieurs hellébores ; toutes ces racines, employées à l'intérieur , sont tantôt purgatives , tantôt vomitives , quelquefois toniques, ordinairement âcres et stimulantes. On connaît le fréquent usage que les anciens faisaient de leur hellébore noir comme purgatif drastique ; et on sait maintenant que l'espèce qu'ils employaient était *l'helleborus orientalis* Lam., découvert par Tournefort dans l'Archipel et l'Orient ; ces mêmes propriétés ont été retrouvées dans *l'helleborus niger* L., regardé longtemps comme celui des anciens ; et on emploie, à sa place, dans les pharmacies, les racines de *l'helleborus viridis* , de *l'adonis vernalis* , de *l'adonis apennina* , du *trollius europæus* , de *l'actæa spicata* , de *l'aconitum napellus* ; ces substitutions fréquentes , longtemps inaperçues par les praticiens , prouvent mieux que tous les raisonnements, l'extrême analogie de toutes ces racines. Celle de la pivoine est âcre et amère comme les précédentes ; elle s'en éloigne un peu par son odeur et par ses propriétés antispasmodiques , qui, d'ailleurs, sont très-mal constatées. Je crois, d'après ces exemples, pouvoir compter les renonculacées parmi les familles conformes à la théorie ; mais j'engagerai les chimistes à diriger leur attention sur cette singulière famille, pour déterminer, s'il est possible, la nature de son principe caustique.

70. P A P A V E R A C É E s.

Papaveraceæ, Juss.

Le nom seul des papavéracées rappelle l'idée du plus puissant des narcotiques, et notre attention se porte naturellement à rechercher si cette propriété est l'apanage de la famille entière. Tout le monde sait que la propriété narcotique du pavot réside dans un suc propre laiteux, qu'on extrait de son pédoncule et de sa capsule avant sa maturité complète ; on sait encore que cette propriété se retrouve, quoiqu'à un degré beaucoup plus faible, dans les pétales du pavot ; personne n'ignore enfin qu'indépendamment du pavot d'Orient, on tire les mêmes usages du coquelicot et de toutes les espèces congénères : ajoutons que les fleurs de l'*argemone mexicana* sont aussi employées comme somnifères en Amérique, et que les sommités des *nymphæa* jouissent de vertus sédatives qui ne sont que de faibles propriétés narcotiques.

L'opium, c'est-à-dire le suc propre du pavot d'Orient, est laiteux, fort amer, et d'une âcreté telle, lorsqu'il est frais, que ses exhalaisons excitent des éternuments ; son odeur est fétide, et il excite souvent la sueur avant d'agir sur les nerfs : toutes ces mêmes propriétés se retrouvent dans le suc des chélidoines, qui en diffère cependant par sa couleur jaune, par sa plus grande âcreté, et parce qu'il n'est point narcotique. Cette même couleur, d'un jaune rouge, se retrouve dans le suc des *bocconia* et des *sanguinaria*.

Quant aux fumeterres, qui se distinguent des pavots par tant de

e

caractères botaniques, on sera peu surpris de les voir différer par leurs propriétés ; leur suc est inodore , un peu amer , nullement laiteux, et agit comme diaphorétique et apéritif.

La graine de toutes les papaveracées est de nature oléagineuse , comme on le voit dans le pavot d'Orient, duquel on tire l'huile si improprement nommée huile d'œillet. Cette huile est très-saine ; les graines elles-mêmes et la pâte qui reste après l'expression , servent d'aliment habituel dans plusieurs pays , et ne participent nullement aux propriétés narcotiques de la plante. On assure que la graine d'argémone sert de purgatif aux Méxicains. Si le fait est vrai , il forme une légère exception à l'uniformité qu'offrent les graines des papaveracées.

71. CRUCIFÈRES.

Cruciferæ. Juss.

Tous ceux qui se sont occupés des sciences naturelles , savent combien les crucifères présentent d'uniformités dans leurs caractères botaniques, chimiques et médicaux ; et sous ce point de vue, il est peut-être superflu d'entrer dans aucun détail à leur égard.

Toutes les crucifères renferment un principe volatil fort âcre , longtemps attribué à l'alkali volatil , qui était regardé par plusieurs chimistes comme tout formé dans ces plantes. Il est vrai de dire que dans leur putréfaction elles en dégagent une assez grande quantité , et que par la distillation on en obtient souvent une certaine dose ; mais leur eau distillée , ni leur suc récemment extrait ne donnent le moindre indice d'alkalescence : on pense donc que l'ammoniaque n'existe point toute formée dans les crucifères , et qu'elle se développe dans certaines circonstances à cause de la grande quantité d'azote, que ces plantes renferment. C'est probablement à cet azote qu'il faut rapporter l'odeur animale des crucifères corrompues, leur facilité à se putréfier ; c'est peut-être le besoin qu'elles ont de ce principe, qui fait que le plus grand nombre des crucifères vit naturellement auprès des habitations des hommes ou des animaux.

Quant au principe âcre de ces végétaux, il tient à une certaine quantité d'huile volatile qu'on en extrait par divers procédés chimiques, qui offre l'odeur et la saveur des crucifères, et qui passe en petite quantité dissoute ou mélangée dans l'eau distillée. Ce principe rend les crucifères éminemment stimulantes : s'il est concentré, comme on le voit dans les graines des moutardes, par exemple, et dans les racines du *cochlearia armoracia*, ou quelquefois dans l'herbe même, comme dans le *lepidium latifolium*, alors le suc de ces parties appliqué sur la peau, y excite d'abord de la rougeur, puis une forte inflammation, et enfin une exsudation de matière purulente : ce genre de remède est connu sous le nom de sinapisme.

Si cette même matière âcre et stimulante est administrée à l'intérieur, elle agit sur le système nerveux, et ensuite sur le système sanguin, et excite par-là, tantôt la transpiration, le plus souvent la secrétion des urines ; donnée à dose moins forte, mais plus prolongée, elle joue alors le rôle d'antiscorbutique ; et c'est sous ce point de vue que les crucifères sont le plus souvent et le plus utilement administrées. On sait que l'emploi habituel de ces végétaux prévient le scorbut, probablement en soutenant le ton du système, et que ces mêmes plantes guérissent souvent le scorbut déja développé, soit en rétablissant le ton, soit en agissant comme diaphorétiques et diurétiques.

Que cette matière âcre se trouve en dose très-faible, alors ces plantes pourront nous servir pour aromatiser les mêts comme le cresson ; qu'enfin elle se trouve réunie avec une dose considérable de mucilage ou de matière sucrée, et ce mélange formera une substance éminemment nutritive, comme dans le chou, la rave, le navet, etc. Mais il ne faut pas croire que ces plantes potagères soient dépourvues de propriétés antiscorbutiques ; une légère fermentation acide qui consume pour ainsi dire la matière sucrée , dégage le principe âcre, et replace ces végétaux au rang des antiscorbutiques ; le sauer-kraute en est un exemple frappant.

Les graines de toutes les crucifères contiennent une huile fixe qui , dans plusieurs , est assez abondante pour qu'on l'en extraie avec avantage ; lorsque l'huile fixe est mélangée avec assez d'huile volatile âcre , les graines deviennent , comme je l'ai déjà dit stimulantes , âcres , diurétiques ou quelquefois anthelmintiques.

72. CAPPARIDÉES.

Capparides. Juss.

Les capparidées participent aux propriétés des crucifères , dont elles se rapprochent par la structure ; ainsi les câpres sont stimulantes , et regardées comme antiscorbutiques et apéritives. L'écorce de la racine du caprier passe pour diurétique comme plusieurs crucifères ; de même plusieurs espèces de *cléome* ont une saveur âcre que plusieurs voyageurs ont comparée à celle de la moutarde : le *cleome icosandra ,* appliqué sur la peau , y produit de l'inflammation , et est employé à la Cochinchine , soit comme sinapisme , soit dans l'économie domestique comme assaisonnement.

73. SAPONACÉES.

Sapindi , Juss.

Cette famille exotique est trop peu connue pour que nous possédions encore aucune généralité sur les propriétés des plantes qui la composent ; on sait que l'écorce du fruit du *sapindus saponaria* L. est savoneuse , et a été employée dans la chlorose ; la pulpe qui entoure le fruit des *euphoria* , des *melicocca* est douce, agréable au goût , et extrêmement estimée dans les Indes. L'amande de toutes les espèces de *pekea* d'Aublet, du *saouri glabra* du même auteur, et du *cupania* de Plumier est bonne à manger, et donne par expression une huile analogue à celles d'amandes douces ; nous voyons par ces exemples que les espèces des mêmes genres ou de genres très-voisins sont employées aux mêmes usages.

74. MALPIGHIACÉES.

Malpighiaceæ, Vent. — *Acera et malpighiæ*, Juss.

Cette famille en comprend véritablement trois très-distinctes par leur structure, et qu'on réunit ensemble à cause du petit nombre d'espèces que nous connaissons dans chacune d'elles ; ces trois familles sont les maronniers, les érables et les malpighies.

Le groupe des érables se distingue par la sève douce et sucrée que contiennent presque tous les arbres de ce genre ; l'*acer saccharinum* et l'*A. rubrum*, ont une sève si sucrée qu'on en extrait du sucre dans l'Amérique septentrionale ; cette même saveur se retrouve dans nos *acer pseudo-platanus*, *campestris* et *platanoïdes* ; ce dernier suinte une espèce de sucre concret analogue à de la manne.

Les maronniers sont remarquables par leur fruit amer, qui a été quelquefois employé comme sternutatoire, qui contient une assez grande dose de potasse pour servir de savon ou de cosmétique, et une quantité considérable de fécule qui le rend nourrissant pour plusieurs animaux et propre à fabriquer l'amidon. Cet arbre intéresse surtout la médecine par son écorce astringente, amère, fébrifuge, et qui peut suppléer le quinquina.

Parmi les malpighies nous retrouvons la même propriété fébrifuge dans l'écorce du *malpighia moureila* d'Aublet ; le fruit de quelques espèces est bon à manger ; le bois de plusieurs malpighies et de l'érytrhoxylon offre une belle teinte rouge, et pourrait peut-être servir dans l'art de la teinture.

75. HYPERICÉES.

Hyperica, Juss.

Les hypericées touchent de près aux guttifères par leur suc gommo-résineux, jaune, visqueux, un peu amer, souvent purgatif ou anthelminthique, et tellement analogue à la gomme gutte, qu'il a reçu le nom de gomme gutte d'Amérique dans l'*hypericum bacciferum* L., *H. cayennense* L. et *H. sessilifolium* Aubl. La plupart des hypéricées ont une saveur amère, un peu astringente qui les a fait quelquefois employer comme fébrifuge; plusieurs exhalent une odeur résineuse due à une huile volatile renfermée dans des glandes pellucides; l'infusion des millepertuis rougit l'huile et l'esprit de vin; les vertus antispasmodiques et vulnéraires attribuées à quelques espèces, ne sont pas encore bien prouvées.

76. GUTTIFÈRES.

Guttiferæ, Juss.

Les guttifères seraient sans doute d'une grande importance pour la médecine et pour les arts, si elles n'étaient pas exclusivement réservées aux climats brûlants voisins de l'équateur; elles contiennent toutes, ainsi que leur nom l'indique, un suc gommo-résineux, ordinairement jaune, âcre ou amer, et employé rarement à l'intérieur; la gomme gutte qui provient du *garcinia cambogia*, et aussi, selon Herman, du *garcinia morella*, est, comme on sait, un purgatif qui excite souvent des douleurs dans l'estomac et des vomissements pénibles, et qu'on emploie dans l'hydropisie et comme anthelmintique; le suc des autres guttifères paraît analogue à la gomme gutte; on se sert dans les antilles du suc de *mammea* pour tuer les chiques, petits insectes qui s'introduisent sous les ongles des doigts

des pieds; c'est peut-être autant pour leur qualité vermifuge que
pour leur nature résineuse qu'on emploie en guise de goudron le
suc du *moronobea* à Cayenne, du *clusia alba,* et du *C. rosea* aux
Antilles, etc.

L'écorce de quelques espèces, et surtout celle de leur fruit, paraît
astringente et un peu vermifuge ; c'est ce que les voyageurs ob-
servent relativement à plusieurs *garcinia,* la pulpe des *G. mangos-*
tana, G. *cambogia* et G. *celebica,* du *mammea americana,* est un
peu acidule, très-agréable au goût, et ordonnée comme rafraîchissante. Dans le *grias* et l'*elæocarpus,* on cueille les fruits avant leur
maturité complète ; on les confit à l'huile ou au sel, et ils servent ainsi
d'aliments à l'homme.

77. HESPERIDÉES.

Hesperideæ, Vent. — *Aurantia,* Juss.

Quoique cette famille renferme trois des végétaux dont nous faisons le plus fréquent usage, il faut avouer que nous connaissons
très-mal ses propriétés générales.

Nous savons seulement que plusieurs hespéridées renferment dans
leurs feuilles et dans l'écorce de leurs fruits une huile volatile et
aromatique, quelquefois un peu amère, et qui probablement cons-
titue les propriétés toniques et stimulantes de l'écorce des oranges
et des citrons. Nous pouvons ajouter que dans toutes les espèces
dont le fruit est une baie la pulpe est toujours acide, quelquefois
un peu amère dans l'état sauvage, mais adoucie par la culture ;
cette acidité est très-remarquable dans le *limonia acidissima* L.,
dans le citron, et se trouve même, quoiqu'à un degré plus faible
dans l'orange et le pampelmousse ; elle rend ces fruits rafraîchis-
sants, utiles contre la fièvre et le scorbut.

Tout le monde sait que les feuilles du thé fournissent une infusion astringente, agréable au goût, mais qui paraît stimuler un

15

peu les nerfs. Les feuilles des *camellia japonica* et *sesanqua*, sont quelquefois employées à la place du véritable thé; les propriétés du thé paraissent en opposition avec celles des feuilles d'orangers qu'on emploie comme antispasmodiques et calmantes ; ces deux effets contraires du thé et de l'oranger, seraient-ils dus simplement à la différence d'intensité de l'action narcotique de ces deux plantes? L'opium offre des diversités plus grandes encore, et c'est sous ce rapport que Cullen a placé le thé parmi les narcotiques; on s'habitue en effet à son action comme à celle de tous les narcotiques. Si l'idée de Cullen est juste, la différence apparente d'action des feuilles de thé et d'oranger, rentrerait dans les lois générales.

78. M E L I A C É E S.

Meliæ, Juss.

Les propriétés des méliacées sont presque inconnues, et le peu que nous en connaissons n'annonce pas d'uniformité; l'écorce du *canella-alba* Mur. est aromatique, un peu âcre, et sert d'assaisement dans les antilles; celle du *cedrela* est odorante et résineuse; celle du *swietenia mahogoni* est encore astrigente, et passe pour fébrifuge ; celle du *guarea trichilioides* est, d'après le témoignage d'Aublet, purgative et émétique. Le fruit pulpeux du *melia azedarach* passe pour vénéneux, et on attribue des propriétés antispasmodiques à l'huile extraite du fruit du *melia azedarachta*.

79. S A R M E N T A C É E S.

Vites, Juss. — *Sarmentaceæ*, Vent.

Les fruits des sarmentacées sont des baies charnues et succulentes ; la baie de la vigne cultivée se distingue des autres par l'abondance et la douceur du suc qu'elle fournit ; mais ayant de regarder ce fait comme une exception à la règle générale, il faudrait déterminer la part que la culture a dans la production et l'amélioration du raisin. Si la vigne sauvage, qui se trouve dans le midi de la France, et qu'on y nomme *lambrouche*, *labrusque* ou *labrot*, est la véritable souche de la vigne cultivée, il faudra convenir que c'est presqu'entièrement aux travaux assidus de l'homme que cette espèce doit sa supériorité sur les autres sarmentacées; les jeunes pousses de la plupart de ces plantes ont une saveur acidule, saveur qui se retrouve dans plusieurs genres de la famille suivante.

80. GÉRANIACÉES.

Gerania, Juss.

C'est surtout parmi les fausses géraniacées que se retrouve cette saveur acidule : ainsi les nombreuses espèces du genre oxalis contiennent toutes une quantité plus ou moins considérable d'oxalate acidule de potasse, qui leur donne une saveur acide agréable et des propriétés rafraîchissantes et très-légèrement laxatives. L'*oxalis acetosella* en Europe, l'*O. compressa* au cap de Bonne-Espérance, l'*O. frutescens* à la Martinique, et l'*O. tuberosa* au Chili, sont surtout remarquables par la quantité du sel d'oseille qu'elles renferment.

Les capucines et les balsamines rapprochées par M. de Jussieu des oxalis, mais qui de l'aveu même de ce naturaliste en sont encore fort éloignées, ont été regardées comme diurétiques. Les premières sont surtout remarquables par l'extrême rapport de leur saveur et de leurs propriétés avec le cresson et toutes les crucifères. Aussi la chenille du papillon du chou, ne vit que sur des crucifères et sur la capucine.

Passons maintenant aux véritables géraniacées dont on a plus étudié les formes et la culture que les propriétés; quelques-unes sont acidules, et ce sont en général celles dont la feuille ou l'écorce est succulente; plusieurs exhalent une odeur résineuse, quel-

quefois agréable , quelquefois si forte , qu'elle est nauséabonde.
Le principe résineux est si abondant dans le *geranium spinosum ,*
que sa tige brule comme un flambeau , en exhalant une odeur
agréable. La propriété la plus générale parmi les *geranium ,* du
moins parmi ceux d'Europe qui composent le vrai genre *geranium ,*
est d'être astringents ; elle est surtout remarquable dans les *G. ro-*
bertianum et *G. sanguineum ,* qui l'un et l'autre passent pour
vulnéraires.

81. M A L V A C É E S.

Malvaceæ , Juss.

Les malvacées nous présentent une série uniforme, soit par leurs
caractères botaniques, soit par leurs propriétés médicales. Tout le
monde sait que ces plantes sont émollientes, adoucissantes, composées d'un mucilage abondant et nutritif : on connaît trop l'usage
de nos mauves, de nos guimauves , pour qu'il soit nécessaire de
nous y arrêter. Si nous jetons les yeux sur les malvacées étrangères, nous les verrons servir partout aux mêmes usages. Tel est le
baobab employé comme émollient ; l'*hibiscus esculentus ,* dont le
suc mucilagineux entre dans les aliments des Indiens ; le *sida cor-*
difolia , qui , mêlé avec le riz , sert à adoucir les flux de sang, etc.
Au milieu de cette uniformité, je vois cependant les *hibiscus sab-*
darifa , H. *suratensis ,* et **H.** *cannabinus ,* qui forment une légère
exception par leur saveur acidule.

L'écorce intérieure de la plupart des malvacées offre des fibres
assez fortes et fléxibles pour être employées aux mêmes usages que
celles du chanvre : on sait que M. Cavanilles est parvenu à fabriquer
de bonnes cordes avec les fibres de *malva crispa.* On emploie au
même usage l'*hibiscus clipeatus* à Saint-Domingue, *l'H. mutabilis*
à Cayenne, l'*H. tiliaceus* et l'*H. cannabinus* dans les Indes.

Les pétales de plusieurs malvacées se distinguent des autres parties de la plante par leur astringence ; cette propriété a déja été

remarquée dans les fleurs d'*alcea*, et c'est à elle peut-être qu'il faut attribuer l'emploi des petales de l'*hibiscus rosa-sinensis*, dont les Chinois se servent pour noircir leurs sourcils et le cuir de leurs souliers.

La graine des malvacées est en général douce et émolliente ; mais on trouve cependant des anomalies dans cet organe : ainsi celle de l'*hibiscus abelmoschus* exhale une odeur de musc ; celle de *theobroma*, connue sous le nom de cacao, fournit une espèce de cire butyreuse, onctueuse, un peu amère, qui fait la base du chocolat.

Les graines sont entourées, dans plusieurs genres de malvacées, de filaments laineux ou soieux, dont l'industrie de l'homme a tiré des usages multipliés. Ces filaments sont surtout connus dans le coton et le bombax. Dans le premier de ces genres, les filaments sont plus crépus, et surtout garnis de petites dentelures visibles au microscope. Cette circonstance de leur organisation les a rendus faciles à filer, à tisser, et explique comment leurs tissus irritent et égratignent imperceptiblement les peaux délicates, les pustules, les blessures : dans le bombax, au contraire, les filaments ne sont pas dentelés ; aussi ne peuvent-ils se filer et se tisser qu'avec la plus grande difficulté. C'est par la même raison que les soies des apocinées ne peuvent pas se filer sans mélange de coton. Nous retrouvons parmi les poils végétaux, la même observation faite sur les poils des animaux, savoir, que ceux qui, vus au microscope, paraissent dentelés, sont seuls susceptibles d'être feutrés.

82. Tulipifères.

Tulipiferæ, Vent. — *Magnoliæ*, Juss.

Plusieurs arbres de cette famille sont intéressants par leur odeur et leur saveur aromatique ; leur écorce et leurs fruits sont surtout doués de ces propriétés. Les trois espèces connues de drymis, savoir *D. granatensis* Forst., *D. punctata* Lam., et *D. Winteri*, ont l'écorce aromatique, un peu âcre ou piquante, stimulante et tonique. On retrouve ce même aromate dans l'écorce du *magnolia glauca*, et même dans celle des *Illicium*, que les Chinois brulent comme encens dans leurs temples : mais dans ce dernier genre, c'est surtout le fruit qui en est doué, et que l'on connaît sous le nom d'anis étoilé. La graine des magnoliers est d'une amertume remarquable, et est cependant mangée par les animaux. Cette amertume et cette salubrité semblent faire, pour ainsi dire, un passage naturel de propriétés des magnoliers aux quassia : ici nous trouvons une saveur éminemment amère, nullement astringente, ni aromatique, répandue dans la plante entière, plus sensible dans la graine, et surtout dans l'écorce de la racine. Le *quassia amara* est comme on sait un excellent stomachique, et est souvent employé contre les fièvres opiniâtres. Le *Q. simaruba*, qui a la même amertume, est employé comme tonique dans les dysenteries. Au reste, rappelons-nous que le genre quassia diffère par la structure des tulipifères, et semble tenir le milieu entre cette famille et celle des rutacées.

83. A N O N E S.

Anona. Juss.

Les anones se rapprochent de la famille des tulipifères par l'a-rome qui se trouve dans l'écorce du fruit de la plupart d'entre elles, et qui probablement modifié par divers mélanges, a été comparé au poivre dans l'*uvaria aromatica* Lam., à la thérébentine dans l'*a-nona muricata* Lin. Cet aromate se retrouve dans l'écorce du fruit de l'*uvaria tripetala* Lam., et probablement dans tous les arbres de cette famille. Il a encore frappé les voyageurs dans l'écorce et les feuilles de l'*uvaria zeylanica* Lin., du *cananga ouregou* Aubl., etc. Enfin la pulpe du fruit de presque toutes les anones est un mets agréable dans l'Amérique et dans les Indes. On lui attribue tantôt un parfum d'abricot, comme dans l'*uvaria zeylanica*, tantôt une odeur de cannelle, comme dans l'*anona muricata* Lin. et *A. che-*

rimoya Lam. L'exemple de nos arbres fruitiers nous apprend com‑
bien ces parfums peuvent varier; mais nous retrouvons dans toutes
les anones une pulpe bonne à manger, et un peu aromatique.

84. MÉNISPERMES.

Menispermæ, Juss.

Les propriétés des plantes de cette famille sont encore peu con‑
nues, ainsi que leurs caractères botaniques. Les racines du *cissam‑
pelos pareira* et du *menispermum abuta* Lam., fournissent l'une et
l'autre le médicament diurétique et aperitif, connu sous le nom
de *pareira brava*. De même les baies du *menispermum lacunosum*
Lam. dans les Indes, et celles du *menispermum cocculus* dans
l'Orient, paraissent l'une et l'autre employées comme amorces, pour
attirer et pour empoisonner ou ennivrer les poissons et les oiseaux.
On mange cependant en Egypte les baies du *menispermum edule*
Lam.; mais elles sont âcres, et on en tire, par la fermentation ,
une liqueur très‑enivrante.

85. BERBERIDÉES.

Berberides, Juss.

Tout le monde sait que les baies des épines‑vinettes, sont
acides et astringentes, qu'on emploie leur suc comme rafraîchis‑
sant , et qu'adouci avec du sucre il devient agréable au goût. Les
autres genres de cette famille ont des capsules, et ne peuvent offrir
les mêmes propriétés. Au reste, tous ces genres ont des rapports
botaniques très‑éloignés.

86. TILIACÉES.

Tiliaceæ, Juss.

Les tiliacées, très‑voisines des malvacées par leur structure, ont aussi quelques rapports avec elles par les propriétés. En général elles renferment un mucilage doux et sain. On mange comme légume, en Egypte, le *chorchorus olitorius :* les baies des *grewia ,* du *flacourtia ramontchi* et de l'*apeïba emarginata ,* servent aussi d'aliments dans divers pays. L'écorce du tilleul peut servir à faire des cordages comme celles de plusieurs malvacées ; sa graine, préparée comme celle du *theobroma* a produit une pâte qui avait quelques rapports avec le chocolat.

Le *bixa orellana ,* qu'on place à la suite des tiliacées, est très-remarquable par la pulpe colorée qui entoure ses graines, et que l'on connait sous le nom de rocou. Cette pulpe, prise à l'intérieur, est légèrement purgative et en même temps stomachique ; appliquée à l'extérieur, elle tue les petits insectes qui se logent sous la peau. Les propriétés de cette pulpe sont isolées, comme l'organe lui même dans la famille.

87. CISTES,

Cisti , Juss.

Les cistes ne peuvent intéresser la médecine que par la production du ladanum, résine qui exhale une odeur agréable lorsqu'on la brûle, qui est légèrement stomachique et tonique, mais maintenant presque hors d'usage : on la retire principalement du *cistus creticus ,* mais les *C. laurifolius* Lam., *C. cyprius* Lam., *ladanifer* Lam., *C. ledon* Lam., en donnent aussi une quantité plus ou moins sensible, et toutes les autres en offriraient sans doute quelques indices, si on les observait sous ce point de vue.

88. VIOLACÉES,

Violæ , Juss., Vent.

Les principales propriétés des violacées résident dans leurs racines, qui paraissent toutes douées de vertus émétiques à un degré plus

ou moins prononcé : tels sont , parmi les espèces dont la fleur n'est
point renversée et qui constituent le genre *pombalia* de Vandelli ,
ou *ionidium* de Ventenat, les *viola parviflora , V. ipecacuanha ,*
et *V. itoubou* Aubl. , dont j'ai eu occasion de parler en détail
dans mon Mémoire sur les diverses espèces d'Ipecacuanha : tels sont
encore , parmi les véritables violettes , les *V. odorata , V. canina ,*
et même le *V. tricolor ,* dont les propriétés quoique faibles , ne
peuvent être révoquées en doute. Cette dernière espèce se distingue encore par l'utilité de ses feuilles et de sa tige dans les
maladies cutanées : propriété qui a cependant besoin d'être démon-
trée par de nouvelles expériences.

89. RUTACÉES.

Rutaceæ , Juss.

Les genres qui composent la famille des rutacées paraissent au
premier coup-d'œil, fort éloignés les uns des autres ; cependant les
caractères les plus importants sont communs à tous, et les découvertes modernes de la Botanique tendent à lier de plus près les
genres de cette famille.

Les rutacées offrent peu de différences relativement à leurs propriétés médicales : les feuilles, l'écorce et le calice de toutes ces
plantes renferment des vésicules pleines d'une huile volatile odorante ; dans celles qui sont ligneuses l'écorce et le bois suintent
une matière résineuse odorante , bien connue dans le gaïac. Toutes
ces plantes ont , en général, une saveur amère , souvent un peu
âcre : leur décoction , prise à l'intérieur , est stimulante, chaude ,
aromatique , agit sur les nerfs comme anti-spasmodique, dans le canal intestinal comme anthelmintique , mais tend surtout à exciter la
sueur ; cette dernière propriété est bien remarquable dans le gaïac
(*gayacum officinale ,* et *G. sanctum*) , et c'est à elle sans doute
qu'il faut attribuer l'utilité de ce médicament contre la goutte et les

16

maladies vénériennes : le dictame blanc et le *zygophyllum fabago*, sont souvent employés comme anthelmintiques. Le dictame et le *peganum harmala* passent pour emménagogues, ce qui est d'accord avec leurs propriétés stimulantes. Nous retrouvons un arome analogue, mais plus agréable dans les diosma, dont quelques-uns ont été vantés par les voyageurs comme anti-spasmodiques et diurétiques.

90. CARIOPHYLLÉES.

Cariophylleæ, Juss.

La nombreuse famille des cariophyllées presque toute indigène de l'Europe, n'offre aucune propriété remarquable ; toutes les plantes qui la composent sont insipides, quelques-unes doivent cependant être notées ici à cause de leurs propriétés savonneuses : telle est la *saponaria officinalis* ; telles sont la *gypsophila ostruthium*, la *lychnis dioica*, et *L. calcedonica*, qui sont çà et là substituées à la saponaire ; celle-ci a été vantée dans les maladies siphylitiques, mais elle est maintenant hors d'usage.

A la suite des cariophyllées nous trouvons le petit groupe des lins, qui nous intéressent soit par l'usage immense des fibres de leur écorce, soit par leur graine demi mucilagineuse et demi huileuse, adoucissante, résolutive et émolliente, soit enfin parce que les feuilles du *linum catharticum* sont douées de propriétés purgatives.

91. CRASSULÉES.

Sempervivæ, Juss.

Les crassulées ont, ainsi que leur nom l'indique, des feuilles épaisses, succulentes ; elles sont presque toutes employées à l'extérieur comme réfrigérentes et abstergentes ; elles sont aussi légèrement astringentes : dans quelques-unes telles que le *sedum acre* Lin., il se développe un principe tellement âcre, que le suc

de cette plante pris à l'intérieur, excite des déjections par le haut
et par le bas, et a même été employé contre le scorbut : le même
principe âcre me semble se retrouver, quoiqu'à un très-faible
degré, dans les crassulées qui paraissent presqu'insipides ; ainsi
les feuilles du *sedum telephium*, mangées comme légume,
laissent à l'entrée de l'ésophage une petite irritation désagréable.
M. Vauquelin a trouvé du malate de chaux dans le suc de la
joubarbe et de plusieurs sedums. La racine odorante de la *rhodiola
rosea* Lin., mérite d'être remarquée comme une légère exception.

92. SAXIFRAGÉES.

Saxifragæ, Juss.

On ne croit plus depuis longtemps aux vertus lithontriptiques des
saxifrages : Pline y rapporte l'étymologie de leur nom, qui me semble
dériver bien plus clairement de la manière dont ces plantes vivent
dans les fentes des rochers.

93. CACTES.

Cacti, Juss.

Cette famille ne renferme que deux genres (le groseiller et
le cierge), en apparence fort différents par le port et la plupart
des caractères, mais dont le *cactus pereskia*, nommé vulgairement
groseiller d'Amérique, établit la véritable liaison. Toutes ces plantes
ont une baie très-aqueuse, fade et douceâtre dans la plupart des
cierges et des groseillers des Alpes, aigrelette dans le groseiller
rouge, aromatique dans le groseiller noir qui porte sur ses feuilles
et sur ses baies des glandes odoriférantes ; les fruits des cierges
et des groseillers sont employés comme tempérants et rafraîchis-
sants : ceux du cassis sont stimulants et toniques.

94. PORTULACÉES.

Portulaceæ, Juss.

Le pourpier est, comme on sait, un légume légèrement rafraî-
chissant ; son suc est un peu âcre avant d'être cuit ; les propriétés
des autres plantes de cette famille sont peu ou point connues ; elles
sont en général insipides et inodores. L'écorce du tamarisc est un
peu amère, astringente et peut-être fortifiante.

95. FICOÏDES.

Ficoideæ, Juss.

Les ficoïdes ont en général des feuilles charnues et aqueuses à
l'intérieur ; quelques-unes servent d'aliment à l'homme, par exemple,
le *sesuvium portulacastrum* dans les Antilles, le *mesembryanthemum edule* au Cap de Bonne-Espérance, et la *tetragonia expansa*
à la Nouvelle-Zélande : mais ces plantes nous intéressent surtout
par la quantité de matières salines toutes formées qu'elles contiennent, et qui en suintent quelquefois naturellement : ainsi la plupart d'entr'elles, lorsqu'elles croissent sur les bords de la mer, servent
à la fabrication de la soude ; elles contiennent d'autres matières
salines lorsqu'elles croissent loin de la mer : ainsi le *reaumuria
vermiculata*, cultivé au Jardin des Plantes, exsude par ses pores
corticaux, un mélange de muriate de soude, et surtout de nitrate de potasse (1) ; serait-ce à cette quantité de sel contenu
dans les ficoïdes, qu'il faut attribuer l'emploi du *mesembrianthe-
mum nodiflorum* pour les préparations du maroquin ? Au reste,
voyez les observations sur la formation de la soude, à l'article des
chénopodées.

(1) Voy. Bull. Philom. n. 80.

96. ONAGRAIRES.

Onagræ, Juss.

Les propriétés des onagraires sont nulles ou mal connues ; le *santalum album* se distingue dans cette famille par son aromate ; le *trapa natans* par sa grande semence, qui sert d'aliment à l'homme. On emploie, dit-on, la racine de l'*ænothera biennis* comme salade, et les feuilles de la *jussiæa peruviana* comme cataplasme émollient.

97. MYRTÉES.

Myrti, Juss.

Les myrtes ont été célébrés par les poètes non-seulement à cause de l'élégance de leurs formes, mais encore pour la suavité de leur odeur ; cette odeur qui annonce la présence d'une huile volatile, rend ces arbustes précieux dans l'économie domestique et médicale.

On peut distinguer, dans les myrtées, deux classes de propriétés ; celles qui tiennent à leur huile volatile, et celles qui dépendent d'un principe astringent ; l'une et l'autre résident dans l'écorce, depuis la racine jusqu'au fruit, et elles sont conséquemment le plus souvent réunies ensemble, mais à diverses proportions.

L'huile volatile se trouve dans de petites vésicules qui existent dans toute la partie corticale, et qu'on aperçoit dans les feuilles par leur transparence ; lorsqu'on l'extrait pure, comme on le fait pour l'huile de cayeput extraite du *melaleuca leucadendron* L. et peut-être de quelques espèces voisines, pour l'huile de girofle qu'on retire des calices du giroflier avant l'épanouissement des fleurs, pour l'huile de myrte qu'on extrait de sa baie mais qui est peu employée, etc. ; lors, dis-je, qu'on obtient pure l'huile volatile des myrtées, on la trouve très-aromatique, un peu âcre, presque caustique, et à un moindre degré de force tonique et stimulante pour la fibre musculaire, et même antispasmodique.

Le principe astringent existe surtout dans l'écorce de la racine et des fruits avant leur maturité ; mais on le retrouve dans l'écorce de la plante entière ; tout le monde l'a senti dans l'écorce de la grenade ; nous le retrouvons dans le *mirtus ugni* et le *mirtus luma* de Molina dont les racines donnent une décoction employée au Pérou contre la dysenterie, dans l'*eugenia malaccensis* L., dont l'écorce offre le même secours aux Indiens ; nous le retrouvons surtout dans les fruits de toutes les myrtées, qui sont astringents et acerbes avant leur maturité. Lorsque le parenchime de ces fruits prend de l'accroissement, et que la matière sucrée s'y développe, alors le léger principe astringent et le léger arome qui s'y trouvent réunis, les rend agréables au goût ; ainsi les fruits du grenadier, du jambosier, de l'*eugenia jambolana* Lam., des *psydium pyriferum*, et *P. pomife-rum*, tirent leur principal mérite de la légère astringence mêlée au mucilage de leurs fruits, tandis que le *myrtus ugni*, le *myrtus pimenta*, et probablement l'*alangium decapetalum*, doivent leur réputation à l'aromate de leurs baies.

Les feuilles de plusieurs plantes de cette famille sont employées en guise de thé, et ici on a autant recherché l'aromate que l'astringence ; tels sont le *myrtus ugni*, le *leptospermum scoparium*, etc.

La seule anomalie que présente la famille des myrtes, est la propriété de purgatif hydragogue, attribué par les Malais aux *alangium decapetalum*, et *A. hexapetalum*, de Lamark ; encore ces racines offrent-elles le même aromate que les autres myrtées ; mais probablement elles sont dépourvues du principe astringent.

98. MELASTOMÉES.

Melastomæ, Juss.

La famille des Melastomées a quelques rapports avec la précédenté , par ses caractères botaniques ; mais elle diffère surtout par l'absence presque totale de l'huile essentielle ; ses feuilles paraissent douées d'un principe astringent ; il a été formellement observé dans le *melastoma malabathrica* L. C'est probablement au même principe qu'est due la couleur noire que forment les *M. Longifolia* et *parviflora* d'Aublet ; serait-ce enfin à une légère astringence qu'on doit attribuer l'usage des habitants de la Guiane , qui lavent les blessures avec le suc des *melastoma succosa* et *M. alata* d'Aublet. Le fruit de toutes les melastomes est une baie succulente et bonne à manger dans le plus grand nombre , telles que les *M. succosa* Aub. , *M. arborescens* Aub. , *M. flavescens* Aub. , *M. crispata* L. , *M. malabathrica* L. , *M. elegans* Aubl. , *M. agrestis* Aubl. , *M. macrophylla* Lam. ; dans quelques-unes , et entr'autres dans le *tococa guyanensis* Aubl. , le suc de la baie est assez noir pour être employé comme de l'encre ; c'est de cette propriété qu'est tiré le nom de Melastome (bouche noire), qui indique que le suc de leurs fruits teint en noir la bouche de ceux qui les mangent.

99. SALICAIRES.

Salicariæ , Juss.

Leurs propriétés sont mal connues et paraissent très-voisines de celles de la famille précédente ; la salicaire est utile comme astringent contre les diarrhées invétérées ; les *lawsonia* dont les Arabes se servent pour colorer leur peau, sont aussi regardées comme astringentes.

100. ROSACÉES.

Rosaceæ , Juss.

Ce même principe astringent que nous venons de remarquer dans les trois familles précédentes , nous l'observerons avec plus de développement dans les rosacées que nous connaissons mieux, parce

qu'elles sont plus nombreuses, surtout dans nos climats. Ce principe est généralement répandu dans les divers organes de ces
plantes ; quelques-unes ont été, par cette raison, conseillées
comme fébrifuges ; plusieurs sont encore employées dans divers
pays, pour arrêter les hémorrhagies, les diarrhées et les dysenteries. C'est surtout dans l'écorce de la racine que ce principe
se fait sentir, comme on le voit dans la racine de la tormentille,
qui sert pour le tannage dans l'île de Féroë ; de la *potentilla reptans*,
qui a été vantée comme fébrifuge ; de la *P. anserina*, qui, dit-on,
a été employée autrefois par les tanneurs ; de la *spirea filipendula*,
où il est affaibli par la fécule qui se trouve dans les tubercules ; du
geum urbanum et du *G. rivale*, qui, en Europe et en Amérique,
ont été mis en parallèle avec le quinquina, etc. Cette même propriété astringente se retrouve à un degré plus faible dans l'écorce,
et, par conséquent, dans les feuilles de plusieurs plantes analogues,
telles que le fraisier, le rosier, la tormentille, les spirées, les pim-
prenelles, les pruniers, les alchemilles, et probablement toutes les
rosacées ; les calices participent toujours aux propriétés des feuilles ;
et comme dans cette famille le calice fait souvent corps avec l'ovaire,
on conçoit que nous pourrons retrouver ce même principe astringent dans les fruits des rosacées à ovaire adhérent : c'est, en effet,
ce qu'on observe dans tous avant la maturité ; et dans quelques-uns,
telles que la nèfle, la poire, la pomme sauvage, cette saveur astringente existe encore à la maturité parfaite ; elle est, au contraire,
presque nulle, et se trouve ordinairement remplacée par un mélange
d'acide et de matière sucrée dans les rosacées à ovaire libre, telles
que les fraisiers, les framboisiers, les ronces, les cerisiers, etc.

Il existe, dans quelques rosacées, un principe destructeur de
l'irritabilité animale ; c'est celui que l'eau distillée du laurier-cerise
nous présente, dans son plus grand état de pureté, s'il est permis
d'employer ce terme, relativement à un poison dangereux ; voyons
si cette propriété est réellement isolée dans la nature, comme elle
semble l'être au premier coup-d'œil : remarquons d'abord que la

pulpe qui entoure le noyau du laurier - cerise est douce, mangée
avidement par les oiseaux, et aussi saine que celle de la cerise ordinaire ; le principe délétère n'existe que dans le noyau et les
feuilles ; l'eau distillée de ces organes, prise à très-petite dose, agit
tantôt comme un violent purgatif, tantôt comme émétique : à plus
forte dose, il détruit l'irritabilité sans exciter aucune inflammation;
les mêmes phénomènes se retrouvent, quoiqu'à un degré plus faible,
dans les amandes amères, qui sont, comme on sait, la souche naturelle des amandes cultivées; nous retrouvons cette même amertume
dans l'amande et les feuilles des pêchers, et leur eau distillée produit
des effets dangereux sur l'économie animale ; les amandes douces,
elles-mêmes, sont encore de légers narcotiques; je pense que tout
le groupe des drupacées participe plus ou moins aux propriétés délétères des feuilles et du noyau du laurier-cerise; et si l'on s'étonne
de voir une section de la famille des rosacées, jouir de propriétés
si différentes, je ferai remarquer que ces propriétés résident spécialement dans le noyau qui fait le caractère distinctif de cette
section, et dans les feuilles qui offrent aussi des différences tranchées dans l'organisation. Ces mêmes drupacées se distinguent
encore par un autre caractère chimique qui les rapproche des légumineuses, c'est l'exsudation d'une matière gommeuse très-ana-
logue à la gomme arabique, et connue sous le nom de *gummi*
nostras.

101. L É G U M I N E U S E S.

Leguminosæ, Juss.

La famille des légumineuses, quoique établie d'après des caractères de première importance , offre cependant un si grand nombre d'espèces et des anomalies botaniques si singulières, que nous
pouvons prévoir d'avance que ses propriétés nous offriront peu
d'uniformité. Nous nous attendrons encore à de plus nombreuses
exceptions, si nous réfléchissons que le principe chimique qui se re-

17

trouve le plus abondamment dans tous les organes des légumineuses, et auquel on doit rapporter leurs principales propriétés, est
l'extractif; nous avons déja en effet remarqué que ce principe,
soit par sa propre nature, soit par sa faculté fondamentale d'être
uni à différentes matières, produit beaucoup moins d'uniformité
dans les résultats que tout autre élément des végétaux.

C'est sans doute à la présence de l'extractif, en dose plus considérable, que plusieurs légumineuses doivent leurs propriétés purgatives,
propriétés communes à plusieurs extraits, et que plusieurs chimistes
attribuent à l'acétite de potasse qu'on y trouve presque toujours uni.
Ainsi les feuilles et les gousses foliacées du *cassia senna* Lin. (1),
du *cassia lanceolata* Forsk. (2), du *cassia emarginata* des Antilles, du *colutea arborescens*, du *spartium purgans*, et peut-être
aussi du *coronilla emerus*, purgent toutes d'une manière assez active, et en excitant souvent des vents et des douleurs d'entrailles.
C'est probablement par un principe différent que la pulpe renfermée
dans les gousses de plusieurs légumineuses agit sur le corps humain ;
elle purge doucement, sans exciter la moindre douleur, et doit
être regardée comme laxative plutôt que purgative. Tel est le
caractère de la pulpe sucrée qui existe dans le *cassia fistula* Lin.,
dans le *tamarindus indica* Lin., dans le *ceratonia siliqua* Lin., et
probablement dans les *mimosa inga*, et *M. fagifolia*, qu'on
mange en petite dose dans les Antilles, mais qui, pris en plus
grande abondance, aurait le même effet que nos caroubes. Mais
revenons aux propriétés qu'on peut attribuer à l'extractif.

C'est, ce me semble, à son mélange plus ou moins considérable,
avec la fécule qui compose la semence, qu'on peut attribuer les propriétés diverses des graines de légumineuses. Est-il en petite dose ? la
graine pourra servir alors d'aliment à l'homme ou aux animaux,
comme on le voit dans les haricots, les pois, les lentilles, les pois

(1) Séné d'Italie.
(2) Séné d'Alexandrie.

chiches , les féves, le cajan , le lablab, le haricot de Chine, etc.
Qu'il y soit en dose plus considérable , il les rendra purgatives ou
vomitives, comme dans le *citisus laburnum , l'anagyris fœtida ;*
peut-être l'*ervum ervilia* , etc.

Serait-ce enfin à une modification de l'extractif qu'on pourrait
attribuer les propriétés apéritives et diurétiques que l'on observe
dans l'herbe et la racine de plusieurs légumineuses, telles que les
genets, les féves, l'ononis, les *guilandina nuga* et *moringa*, l'*an-
thyllis cretica*, etc. Il est au contraire d'autres racines qui, étant
munies de tubercules, c'est-à-dire de réservoirs de fécule, offrent
à l'homme un aliment sain, comme on le voit dans le *lathyrus
tuberosus* que l'on mange en Hollande, le *dolichos tuberosus* et
le *D. bulbosus*, dont les Indiens font usage comme aliment.

On sait que presque toutes les matières colorantes sont dues à
l'extractif; et s'il est vrai que ce principe est abondamment répandu
dans les légumineuses, nous devons y trouver un grand nombre
de couleurs employées par nos teinturiers : c'est en effet à cette
famille qu'appartiennent les couleurs bleues, connues sous le nom
d'indigo, et retirées de toutes les espèces d'*indigofera* et de quelques *galega* ; les couleurs rouges, qu'on extrait de toutes les espèces
de *cœsalpinia* , d'*Hematoxylon*. Pourrions-nous rapprocher de
cette classe les sucs rouges qu'on retire des *Ptérocarpus draco* et
santalinus, sous le nom sang-dragon ; de l'*erythryna monosperma*,
sous le nom de gomme-lacque, et du *dalbergia monetaria ?* Ces
sucs paraissent très-différents entr'eux ; mais leur histoire et leur
analyse sont encore trop incertaines pour donner aucune importance à ces rapprochements ou à ces différences.

Nous trouverons plus d'anomalies encore si nous observons la
nature des sucs exotiques que nous employons à divers usages, et
que nous regardons comme produits par des légumineuses ; tel est
par exemple le baume de copahu, qui provient du *copaïfera*, mais
la place de ce genre dans l'ordre naturel est encore indécise ; tel
est le baume du Pérou, produit selon Mutis par un *myroxilon* ;

tel est le cachou, qu'on a reconnu être du tannin presque pur, et qu'on regarde comme le produit du *mimosa catechu* ; telle est encore la résine animée, qu'on pense être produite par *l'Hymenæa courbaril* ; telle est enfin la gomme qu'exsudent les écorces et les racines de plusieurs légumineuses, par exemple, les *mimosa senegalensis*, *M. nilotica*, *etc.*, qui produisent la gomme arabique ; les *astragalus ereticus*, *A. gummifer*, *etc.*, qui suintent la gomme adragant ; l'*Hedysarum alhagi*, qui produit une espèce de manne.

J'avoue qu'au milieu de tant de faits contradictoires, et dont plusieurs sont connus incomplètement, je ne saurais saisir le lien qui peut les unir ; et je regarde la famille des légumineuses comme contraire à la théorie.

102. TÉRÉBINTHACÉES.

Terebinthaceæ, Juss.

Nous éprouverons des difficultés du même genre dans la famille des Térébinthacées : elle offre en général plus d'uniformité que les légumineuses ; mais presque tous les arbres qui la composent étant exotiques, nous ne connaissons bien ni la nature chimique des sucs qu'on en extrait, ni leurs caractères botaniques, ni conséquemment les véritables limites entre les sections de cette famille, et même entre les térébinthacées, les légumineuses et les amentacées. Commençons d'abord, selon les principes établis plus haut, par distinguer les organes de ces plantes.

La graine de toutes les térébinthacées paraît être de nature oléagineuse : tout le monde connaît cette propriété dans le noyer d'Europe; elle se trouve dans toutes les espèces connues de noyer, de pistachier ; dans le *canarium commune*, et probablement dans l'*anacardium* et le *mangifera*. Il faut même remarquer que dans toutes ces plantes, la pellicule qui recouvre l'amande est amère. La nature huileuse de la graine se retrouve dans les amentacées et dans plusieurs légumineuses, telles que l'arachide et la noix de Ben (*guilandina moringa.*)

Autour des noyaux se trouve une pulpe ordinairement aqueuse, douce, et plus ou moins acide : cette acidité est très remarquable dans les *averrhoa acidissima* et *bilimbi*, qui sont pour cette raison employés aux Indes à faire des boissons rafraîchissantes pour les fiévreux ; elle se retrouve à un moindre degré dans l'*averrhoa carambola* L, le *pistacia atlantica* Desf, le *spondias monbin*, le *spondias mirobalanus*, le *spondias citherea*, le *mangifera indica*, qui servent d'aliments dans divers pays ; dans le *schinus molle*, qu'on emploie comme vinaigre, et dans le *rhus coriaria*, qui en a reçu le nom de vinaigrier. Dans quelques genres, au contraire, la pulpe du fruit, peu développée, offre un principe astringent que tout le monde connaît dans le brou des noix ; dans tous, la partie extérieure du fruit ou son écorce, participe aux propriétés générales de l'écorce de l'arbre, c'est-à-dire qu'elle renferme dans des vésicules des sucs résineux ou de l'huile volatile plus ou moins âcre et caustique ; lorsque la pulpe est très-abondante, ce mélange d'huile volatile les rend simplement aromatiques ; lorsque la pulpe est en moindre proportion, alors l'écorce devient prédominante, et rend le fruit âcre et poivré comme dans les *fagara*, caustique et purgatif comme dans le *cneorum*.

Le tronc même de toutes les térébinthacées renferme ou transude des sucs résineux odorants, qui, selon leur degré de force, jouissent de propriétés très-diverses, et dont plusieurs ont reçu le nom général de baume ; tel est le baume de tolu, produit au Pérou par le *toluifera* ; le baume de la Mecque, qui suinte des *amyris gileadensis* et A. *opobalsamum* ; la résine élemi, qui provient, selon les uns, de l'*amyris elemifera*, selon d'autres, de l'*icica heptaphylla* Aubl., et peut-être de tous les deux ; le mastic, produit en Arabie par le *pistacia atlantica* Desf., et dans l'archipel par le *pistacia lentiscus* ; la térébenthine de Scio, qui suinte du *pistacia terebinthus* : toutes ces matières résineuses se rapprochent beaucoup par leur odeur, leurs propriétés stimulantes, toniques et antiseptiques. Indépendamment de ces matières que le commerce nous transmet, il en est d'autres utilisées dans leur pays natal pour les mêmes objets auxquels nous employons celles que je viens de citer; ainsi la résine concrète qui suinte du *schinus molle* L., sert aux Péruviens à corroborer les gencives, comme le mastic aux Orientaux. Le *Zanthoxylon clava-herculis* est employé en Amérique comme diurétique, ainsi que plusieurs des résines que j'ai citées. Le suc du *bursera gummifera* est employé en Amérique comme vulnéraire extérieur, aussi bien que nos baumes de l'Orient. Le bois et le suc de tous les *icica*, du *canarium*, de l'*amyris balsamifera* (1), sont employés dans différents pays en guise d'encens pour brûler dans les temples et pour parfumer les appartements. Le suc de l'*amyris Guyanensis*, de plusieurs espèces de rhus, est employé dans la fabrication des vernis, et peut servir de gaudron.

Telles sont les propriétés générales de la famille des térébinthacées, qui jusqu'ici mérite à juste titre le nom de balsamiers, qui lui a été donné par Lamarck; mais à côté de cette uniformité se trouvent des exceptions singulières : cet arome volatil, qui dans la plupart des cas est si agréable qu'on l'a comparé à l'encens, prend un tout autre caractère dans le *comocladia dentata*, dans le noyer, l'*aïlanthus*, dont l'ombre passe en certains pays pour vénéneuse, ou du moins pour mal-saine; dans le *rhus toxicodendron*, dont le simple contact cause souvent des pustules et des érysipèles; dans l'*amyris toxifera*, dont le suc passe pour vénéneux. Bien plus, nous trouvons dans plusieurs térébinthacées des traces prononcées d'un principe astringent qui manque dans la plupart; ainsi le brou de noix, l'écorce du *brasiliastrum* servent à teindre en brun; le suc des *comocladia ilicifolia* et *C. dentata*, teint la peau en noir presque indélébile; l'écorce du *brucea* est employée comme astringente contre les dysenteries, et celle du *rhus coriaria* est utile aux coroyeurs pour préparer la peau des animaux. La présence de

(1) Bois de Rhodes de la Jamaïque.

ce principe astringent confirme comme on voit le rapport botanique
entre les térébinthacées et les amentacées.

103. RHAMNIÉES.

Rhamni, Juss.

La famille des rhamniées offre bien moins de végétaux importants que celles que nous venons de passer en revue, et contient de
même un grand nombre de plantes dont on ignore les propriétés :
ce qu'elle peut offrir de plus curieux , c'est le rapport qui existe
dans les propriétés de la baie et de l'écorce intérieure ; ainsi dans
la plupart des espèces qui composent le genre nerprun, tels que les
Rhamnus catharticus, R. *frangula* R. *saxatilis* , etc.; dans plusieurs
Ilex, tels que l'*I. vomitoria* , l'*I. aquifolium* ; dans l'*evonymus
europœus*, la baie est assez fortement purgative, et devient quelquefois vomitive à plus forte dose ; le liber est aussi purgatif , et
devient plus facilement encore vomitif. On réunissait autrefois au
genre des nerpruns celui des jujubiers, qui en diffère , non-seulement
par des caractères saillants dans le port et la fructification , mais
encore parce que tous ses fruits sont mucilagineux , bons à manger,
et nullement purgatifs : quelques-uns , tels que le *Ziziphus lotus* ,
font la nourriture habituelle de certains peuples barbares. Ici nous
voyons les propriétés faire il est vrai une exception dans la famille,
mais se rattacher aux caractères génériques ; ajoutons cependant ,
pour diminuer cette anomalie, que les fruits des nerpruns sont
avidement mangés par les oiseaux. Les baies de presque tous donnent, par diverses préparations chimiques, des couleurs vertes ou
jaunes ; tels sont les *rhamnus catharticus*, R. *infectorius*, R. *frangula* , etc. Les feuilles de quelques rhamniées donnent une infusion légèrement amère et stiptique , employée à la place du
thé par divers peuples ; tel est le *Rhamnus teezans*, que les pauvres
Chinois substituent au thé, et le *cassine peragua*, nommé thé des
Apalaches.

104. EUPHORBIACÉES.

Euphorbiæ, Juss.

Les euphorbiacées ne sont presque connues que par leurs effets délétères sur l'économie animale. Toutes ces plantes renferment un suc propre laiteux, ordinairement très-abondant, âcre, caustique, lorsqu'on l'emploie à l'extérieur, et qui agit comme violent purgatif ou comme émétique lorsqu'on l'emploie à l'intérieur; ce suc paraît être de nature gommo-résineuse, et ses propriétés âcres et purgatives résident surtout dans la partie résineuse; celle-ci paraît être souvent incomplètement oxigénée, et alors elle se rapproche des huiles essentielles par sa volatilité et quelquefois par son arome. C'est ainsi qu'on peut concevoir comment, dans une famille entièrement vénéneuse, se trouvent plusieurs plantes, telles que les *croton aromacum* L., *C. balsamiferum* L., et *C. niveum*, dont le suc est aromatique, et employé comme vulnéraire à l'extérieur; ces exemples tendent à expliquer comment l'écorce de cascarille qui, comme on sait, est amère, aromatique, stomachique et fébrifuge, peut appartenir à cette famille, comme on le pense en général sans en avoir de preuves directes; le bois d'agolloche et d'aloès est encore regardé par plusieurs naturalistes comme provenant de certaines espèces d'euphorbiacées; la volatilité du principe âcre et caustique des euphorbiacées se fait connaître d'une manière bien cruelle dans l'*hippomane biglandulosa*, dont l'ombre et l'attouchement seul est vénéneux; dans l'*euphorbia tirucalli* et l'*excœcaria*, dont les émanations attaquent les yeux; dans la racine du *jatropha manihot*, qui est fortement vénéneuse tant qu'elle n'est pas soumise à l'action du feu, et qui débarrassée de son principe âcre et résineux, laisse une fécule mucilagineuse connue sous les noms de *manioc* et de *cassave*; le suc des euphorbes est tellement caustique qu'il suffit de se frotter la peau avec celui de l'*hippomane*, de l'*euphorbia cana-*

riensis, *E. tirucalli*, et *E. officinarum*, de *l'adelia venenata*, Forsk, pour exciter des pustules et une inflammation douloureuse, celui de l'euphorbe officinal est appliqué sur les os cassés ou fracturés pour faciliter la séparation des parties mortes; on se sert à Java de *l'euphorbia tirucalli*, pour le même objet : pris à l'intérieur, il est fortement stimulant et tonique; il agit selon les doses comme purgatif dans *l'euphorbia pichua*, *E. officinarum*, etc.; comme émétique dans *l'euphorbia ipecacuanha*, *E. officinarum*, etc.; comme diurétique dans le *phyllanthus urinaria*, ou enfin comme sudorifique dans les *euphorbia tirucalli*, *E. tribuloïdes* et *E. canescens*.

Le suc des euphorbes intéresse encore la chimie et la chirurgie en ce qu'il paraît renfermer les éléments du caoutchouc : cette matière extraordinaire se retire de *l'hevea guyanensis* Aubl. On en retrouve des traces dans le ricin, dans quelques euphorbes, et surtout dans le *sapium aucuparium*, dont le suc est tellement visqueux qu'il sert comme de glu pour prendre les perroquets. On retire enfin, par diverses préparations chimiques du suc du *croton tinctorium*, la couleur bleue connue sous le nom de *tournesol*. Dombey retrouve la même propriété dans le *croton tricuspidatum* du Chili, et peut-être que des préparations chimiques analogues développeraient cette couleur dans toutes les euphorbiacées.

La graine des euphorbes participe aux propriétés actives du suc de ces plantes; mais ici M. de Jussieu nous offre une observation piquante, savoir, que l'embryon des euphorbiacées est violemment purgatif ou émétique, tandis que leur périsperme est rempli d'une huile douce, saine et agréable au goût; ainsi, on mange en Amérique le périsperme de *l'omphalea* et de *l'hevea*, après l'avoir dépouillé de l'embryon (1); ainsi, l'embryon seul du *jatropha curcas*, du *jatropha multifida*, de *l'euphorbia lathyris*, du *croton tiglium*, est un

(1) C'est sans doute après avoir ôté l'embryon qu'on mange la graine du *croton moluccanum.*

18

purgatif drastique ou un émétique des plus violents, propriétés qui se retrouvent dans la graine de presque toutes les euphorbes et de l'anda du Brésil, décrit par Pison. Ainsi, l'huile de ricin est un purgatif doux lorsqu'on la fait avec le périsperme seul, et devient drastique lorsqu'on y laisse l'embryon. Plusieurs graines d'euphorbiacées produisent de l'huile qu'on en retire par expression, et qu'on emploie pour la lampe, telle est en particulier le *driandra oleifera*. Ailleurs, cette huile suinte hors de la capsule, s'oxigène par le contact de l'air, et forme la cire végétale qu'on extrait en Chine du *croton sebiferum*.

105. CUCURBITACÉES.

Cucurbitaceæ, Juss.

La famille des cucurbitacées paraît s'éloigner de la loi de l'uniformité par l'anomalie la plus bizarre; les fruits de ces plantes sont en général formés d'une chair pulpeuse, aqueuse, douce ou légèrement acidule, toujours rafraîchissante et ordinairement agréable au goût; c'est ce qu'on voit dans la plupart de courges, des concombres, des momordiques, et même dans les grenadilles et les papayers, qui sous d'autres rapports s'éloignent des cucurbitacées ; mais, au contraire, la coloquinte, l'*elaterium* et le *trichosanthes amara* se distinguent par leur fruit amer, qui, pris à l'intérieur, agit comme un violent purgatif drastique, ou comme émétique ; observons cependant que le *cucurbita lagenaria* a la pulpe amère et purgative dans son état naturel, et que les Egyptiens la mangent cependant après l'avoir fait cuire. Ajoutons que le concombre, la citrouille, le melon sont laxatifs à forte dose ; remarquons que les propriétés purgatives des coloquintes tiennent à un principe résineux : on adoucit beaucoup sa violence en mélangeant ce suc avec de la gomme ; de sorte qu'on peut présumer que la diversité de ces fruits tient à une proportion diverse de résine et de mucilage aqueux ;

j'ai ouï dire à l'homme de poids que l'on était parvenu rendre le suc des citrouilles purgatif en le privant de son mucilage; mais je n'ai pu retrouver de détails sur cet objet.

Les graines des cucurbitacées ne participent point aux qualités de la pulpe qui les entoure; elles sont douces, calmantes, de nature huileuse et susceptibles de prendre facilement la forme d'une émulsion : les quatre grandes semences froides appartiennent à cette famille. Les feuilles des cucurbitacées ont, en général, une saveur amère qui se retrouve dans les racines, et qui leur donne sans doute la propriété de purgatif hydragogue observée dans les bryones; ces mêmes racines de bryones renferment une fécule saine et assez abondante qui, séparée du principe amer, peut servir de nourriture à l'homme; on assure même qu'il suffit pour cela de faire cuire à l'eau la racine de la bryone d'Abissinie.

106. U R T I C É E S.

Urticæ, Juss.

Les urticées se divisent naturellement en plusieurs groupes tellement distincts, que probablement on les considérera un jour comme autant de familles séparées, quoique voisines sous certains rapports; les chefs de file de ces familles seront les poivriers, les figuiers et les orties proprement dites. Nous devons donc nous attendre à trouver des différences notables dans les propriétés de ces plantes si diverses par l'organisation; mais nous verrons du moins les propriétés de ces végétaux assez exactement circonscrites d'après les caractères génériques.

La section des figuiers offre, en général, des végétaux remplis d'un suc propre laiteux, âcre, caustique et fortement stimulant dans quelques espèces : la racine de ces plantes a une écorce un peu amère et aromatique, stimulante et stomachique dans le contrayerva (1) ; un peu trop âcre et émétique dans le caapia (2) ; âcre et purgative dans le mûrier noir. Ces arbres munis d'un suc presque vénéneux, portent des fruits singuliers par leur salubrité ; dans la plupart d'entr'eux, c'est le réceptacle même de la fleur qui devient charnu et sert de nourriture à l'homme comme dans le figuier ; ailleurs, ce sont les calices qui deviennent succulents et se soudent souvent les uns avec les autres, tels sont les fruits du mûrier, de l'arbre à pain.

Cette structure nous conduit au groupe nombreux et mal connu des poivriers, dont la baie est, comme on sait, piquante, aromatique, chaude et stimulante, propriétés qui se trouvent non-seulement dans le poivre ordinaire (3), mais dans le *piper cubeba* ; le *P. longum*, etc. ; dans quelques espèces, telles que les *P. carpunya* et *P. heterophyllum* du Pérou, les feuilles elles-mêmes participent à ces propriétés stimulantes et stomachiques.

Parmi les orties proprement dites, nous ne trouverons aucun fruit mangeable, parce qu'ils ne sont nullement charnus : leurs graines sont un peu oléagineuses ; leur herbe est le plus souvent amère, comme on le voit à un haut degré dans le houblon, et comme on le retrouve dans le *datisca*, et même dans le chanvre ; dans ce dernier genre la décoction de la plante fournit un suc éminemment narcotique. Toutes ces plantes servent d'aliment à l'homme et aux animaux dans leur jeunesse, comme on le voit dans le houblon et l'ortie.

Le seul trait de ressemblance entre les divers genres des urticées, est la texture de leur écorce qui permet d'en fabriquer du fil et du papier ; ainsi, on se sert dans divers pays, à la place de notre chanvre, du *cannabis indica*, du houblon, de l'ortie, de l'arbre à pain : on fait du papier, non-seulement avec le mûrier à papier, mais

_____

(1) Dorstenia drakena *Lin.*, D. contrayerva *Lin.*, et D. houstoni *Lin.*
(2) Dorstenia brasiliensis. *Lam.*
(3) Piper aromaticum. *Lam.* — P. nigrum. *Lin.*

encore avec notre ortie, avec nos mûriers. Le bois de presque tous les mûriers donne une couleur jaune.

107. AMENTACÉES.

Amentaceæ, Juss.

Les amentacées plus rapprochées entr'elles par leur organisation que ne le sont les urticées, nous offriront aussi plus de propriétés communes ; la première qui se présente à notre examen, parce qu'elle est la plus générale, c'est la nature de leur écorce ; elle contient dans tous ces arbres un principe astringent qui les fait servir, tantôt à teindre en noir, comme dans l'aune et la galle du chêne ; tantôt à tanner les peaux, comme dans le chêne ; tantôt enfin à combattre la fièvre, comme on l'a tenté, non sans quelque succès, avec les écorces du coudrier, du bouleau, de l'aune, du hètre, du chêne, du liège et de presque tous les saules ; dans quelques genres cependant l'écorce suinte une matière balsamique ou gommo-résineuse, qui semble se rapprocher de la nature des sucs des thérébinthacées, dont les amentacées sont très-voisines ; telle est l'espèce de styrax qu'on retire des *liquidambar styraciflua* et *L. orientalis*, et la matière visqueuse qui recouvre les bourgeons des peupliers, et qu'on a cru long-temps identique avec le tacamahaca, gomme-résine fétide et anti-spasmodique produite probablement par le *fagara octandra*.

Les fruits de toutes les amentacées contiennent une quantité plus ou moins considérable de fécule, et peuvent ainsi servir à la nourriture de l'homme, comme on le voit surtout dans le chataignier, le chêne ballote, le chêne à feuilles rondes, le chêne de virginie, etc. et comme on le trouverait de même dans les graines des saules, des peupliers, des ormes, si leur petitesse avait permis de les employer ; dans la plupart des cas, cette farine est mélangée avec une matière extractive, amère et astringente comme leur écorce ; au contraire, dans les hètres, les coudriers, elle est mélangée avec une quantité plus ou moins considérable d'huile fixe, qu'on peut extraire par la simple pression, et qui sert à la nourriture de l'homme ; dans les myrica cette huile suinte au-dehors de la graine, et s'y concrète sous la forme de cire végétale.

108. C O N I F È R E S.

Coniferæ, Juss.

Les conifères sont tellement remarquables par l'analogie de leurs sucs qu'il sera inutile d'entrer à ce sujet dans de grands détails : tout le monde sait que ces arbres contiennent dans leur bois, et surtout dans leur écorce, un suc résineux, liquide, qui se concrète lorsqu'il est exposé à l'air, qui répand une odeur particulière assez semblable dans toutes les espèces à celle qu'exhale la térébenthine ; on sait que ces résines aromatiques appliquées au corps humain sont stimulantes et diurétiques ; ces propriétés se retrouvent avec de légères modifications dans les sucs des *pinus silvestris* et *P. maritima*, où il porte les noms de térébenthine, de poix, de goudron, etc. selon les préparations qu'il a subies, du melèze, où il se nomme térébenthine de Venise ; de l'*abies picea*, d'où découle la térébenthine commune ; de l'*abies communis*, où on le nomme résine commune ; du *thuya quadrivalvis* Desf., d'où suinte le sandaracque ; du *juniperus lycia*, d'où l'on tire probablement l'oliban : remarquons que dans les genevriers nous trouvons moins de résine entièrement formée et plus d'huile volatile, c'est-à-dire de résine incomplétement oxigenée ; cette circonstance les rend plus odorants, comme on le voit dans l'oliban et l'encens, et aussi plus violents stimulants, comme le prouve l'exemple de la sabine. Ces propriétés stimulantes se retrouvent à un moindre degré dans le bois, les feuilles et les baies de plusieurs genevriers, des cyprès, des thuya, des sapins et des pins qui, dans plusieurs pays, sont employés comme toniques en infusion dans de la bierre.

Les graines des conifères renferment une huile fixe très-facile à rancir, circonstance qui explique comment, dans la plupart des espèces, ces graines sont âcres et amères, tandis que dans quelques-unes, telles que les *pinus pinea* et *cembra*, on peut les manger, pourvu qu'elles ne soient pas cueillies depuis longtemps, et qu'elles soient bien garanties du contact de l'air chaud.

Lorsque ces graines sont enveloppées dans une baie, elle participe aux propriétés générales de l'écorce, et devient aromatique dans les genevriers, fétide et délétère dans l'if.

CONCLUSIONS.

Nous venons de parcourir, aussi rapidement que l'abondance des matières a pu nous le permettre, les propriétés générales de chaque famille de végétaux, afin de déterminer si ces propriétés ont quelques rapports avec les formes extérieures. Cherchons maintenant à résumer les faits nombreux que je viens de rappeler à la mémoire de mes lecteurs. Dans ce but, je présenterai ici synoptiquement le résultat de notre examen; j'exprimerai par zéro les familles dont les propriétés sont nulles ou inconnues ; par le signe — celles qui sont contraires à la théorie ; par le signe + celles où les propriétés sont d'accord avec les formes ; dans chacune de ces séries, j'indiquerai par le nombre 1, les familles où nous connaissons les propriétés d'un trop petit nombre d'individus pour pouvoir tirer des conclusions générales; par le nombre 2, celles qui offrent des exceptions de genre à genre ou de section à section ; par le nombre 3, celles qui approchent de l'uniformité, et n'offrent que de légères exceptions ; par le nombre 4, celles qui sont entièrement pour ou contre la théorie de l'analogie.

TABLEAU APPROXIMATIF de la concordance qui existe entre les formes et les propriétés des végétaux.

Algues	+ 3	Pro'ées	o
Champignons	— 3	Laurinées	+ 4
Hypoxylons	o	Polygonées	+ 4
Lichens	+ 3	Chenopodées	+ 3
Hépatiques	o	Amaranthacées	+ 1
Mousses	o	Plantaginées	+ 1
Fougères	+ 4	Nyctaginées	+ 2
Lycopodiennes	+ 1	Plumbaginées	+ 2
Rhizospermes	o	Globulaires	+ 1
Prêles	+ 1	Primulacées	+ 1
Aroides	+ 4	Orobanches	o
Typhacées	o	Rhinanthacées	+ 2
Cyperacées	+ 2	Acanthes	o
Graminées	+ 4	Jasminées	+ 2
Palmiers	+ 3	Pyrenacées	o
Asparagées	+ 4	Labiées	+ 4
Joncées	o	Personnées	+ 1
Commelinées	o	Solanées	— 3
Alismacées	o	Sebesteniers	o
Colchicacées	+ 4	Borraginées	+ 4
Liliacées	+ 2	Convolvulacées	+ 3
Iridées	+ 1	Polémonacées	o
Orchidées	+ 4	Bignonées	o
Scytaminées	o	Gentianées	+ 4
Drymyrhyzées	+ 4	Apocinées	+ 3
Hydrocharidées	o	Sapotilliers	+ 2
Aristoloches	+ 3	Ebenacées	+ 2
Eleagnées	o	Rhodoracées	+ 3
Thymelées	+ 4	Ericacées	+ 3

Campanulacées	+ 4	Menispermes		o
Chicoracées	+ 4	Berberidées		o
Cynarocephales	+ 4	Tiliacées		+ 1
Corimbifères	+ 3	Cistes		+ 2
Dipsacées	o	Violacées		+ 3
Valerianées	+ 3	Rutacées		+ 4
Rubiacées	+ 3	Cariophyllées		+ 1
Caprifoliacées	+ 2	Crassulées		+ 2
Araliacées	+ 1	Saxifragées		o
Ombellifères	+ 3	Cactes		+ 2
Renonculacées	+ 3	Portulacées		+ 1
Papavéracées	+ 4	Ficoides		+ 2
Crucifères	+ 2	Onagraires		o
Capparidées	+ 1	Myrtées		+ 4
Saponacées	+ 2	Melastomées		+ 3
Malpighiacées	+ 2	Salicaires		+ 1
Hypericées	+ 3	Rosacées		+ 4
Guttifères	+ 3	Légumineuses		— 2
Hespéridées	+ 3	Thérébintacées		+ 2
Meliacées	— 1	Rhamniées		+ 2
Sarmentacées	+ 1	Euphorbiacées		+ 4
Geraniacées	— 2	Urticées		— 2
Malvacées	+ 4	Cucurbitacées		— 3
Tulipiferes	+ 2	Amentacées		+ 3
Anones	+ 3	Conifères		+ 4

Il résulte du tableau précédent que, sur 108 familles connues des Botanistes, il en existe

23 dont les propriétés sont nulles ou inconnues.

15 où l'on peut soupçonner la loi de l'analogie, quoiqu'on y connaisse les propriétés d'un trop petit nombre d'individus.

19 où l'on reconnaît la loi de l'analogie restreinte à certains ordres ou à certains genres, dont plusieurs s'éloignent du reste de la famille par des caractères importants.

19

12 où la loi de l'analogie est évidente, mais offre encore quelques
exceptions.

23 où la loi est entièrement conservée.

7 dans lesquelles elle est violée.

Ou, en d'autres termes, que la loi de l'analogie entre les formes et
les propriétés, est vraie dans 85 familles, et fausse dans 7.

Je crois donc pouvoir tirer de cette dissertation les conclusions
suivantes :

I.

Les mêmes parties ou les sucs correspondants des plantes du
même genre jouissent de propriétés médicales semblables.

I I.

Les mêmes parties ou les sucs correspondants des plantes de la
même famille naturelle jouissent de propriétés analogues.

I I I.

Les exceptions qui paraissent opposées à ces deux lois tiennent
à l'une des causes suivantes :

A. A la distance réelle, mais non consignée dans les ouvrages de
Botanique, entre les espèces d'un genre ou les genres d'une
famille.

B. A une fausse comparaison entre les organes des plantes analogues.

C. A l'état accidentel et non permanent où se trouvent des végétaux analogues à l'époque où l'on a coutume de les employer.

D. A des mélanges inégaux de divers principes chimiques réellement communs à toutes les plantes analogues.

E. A des différences dans le mode d'extraction ou de préparation des médicaments qui influent sur leur nature.

F. A ce qu'on met trop d'importance à des propriétés purement accidentelles.

G. A ce qu'on ne compare pas d'une manière exacte le mode d'action de divers médicaments.

H. A ce qu'on n'examine pas comparativement le mode d'application des médicaments sur le corps humain.

I V.

L'analogie (fondée sur une probabilité de 85 contre 7) porte à croire que les familles dont les exceptions sont insolubles dans l'état actuel de la science, rentreront dans les lois précédentes, quand la Médecine, la Chimie et la Botanique auront fait des progrès suffisants.

Propositions extraites d'Hippocrate.
(Edition de Foës.)

I.

Senes facillimè jejunium tolerant, secundum eos qui constantem ætatem degunt, minimùm adolescentes, ex omnibus verò præcipuè pueri atque inter ipsos qui ad actiones obeundas promptiores existunt. [Aph., liv. 1, n. 13, p. 1243.]

I I.

Animadvertendi sunt etiam quibus semel aut bis, copiosior aut paucior, aut per partes cibus offerendus est. Aliquid autem tempori, regioni, ætati et consuetudini concedendum. [Aph., liv. 1, n. 17, p. 1244.]

I I I.

Qui benè habito sunt corpore ad medicationes molestè habent. [Aph., liv. 2, n. 37, p. 1245.

I V.

Quæ ex longo temporis intervallo assueta sunt quamvis deteriora insuetis minùs molesta esse solent. Quare ad insolita etiam facienda mutatio. [Aph., liv. 2, n. 50, p. 1246.]

V.

Veratrum (ελλεϐορος) iis qui sano sunt corpore periculosum, convulsionem enim inducit. [Aph., liv. 4, n. 16, p. 1249.]

V I.

Veratum nigrum (ελλεϐορος μελας) melius quam peplium ventrem solvit, tum etiam ad judicationem magis valet. Peplium verò flatus magis erumpere facit. [Rat. vict. in morb. acut., p. 387.]

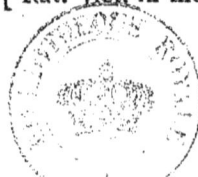

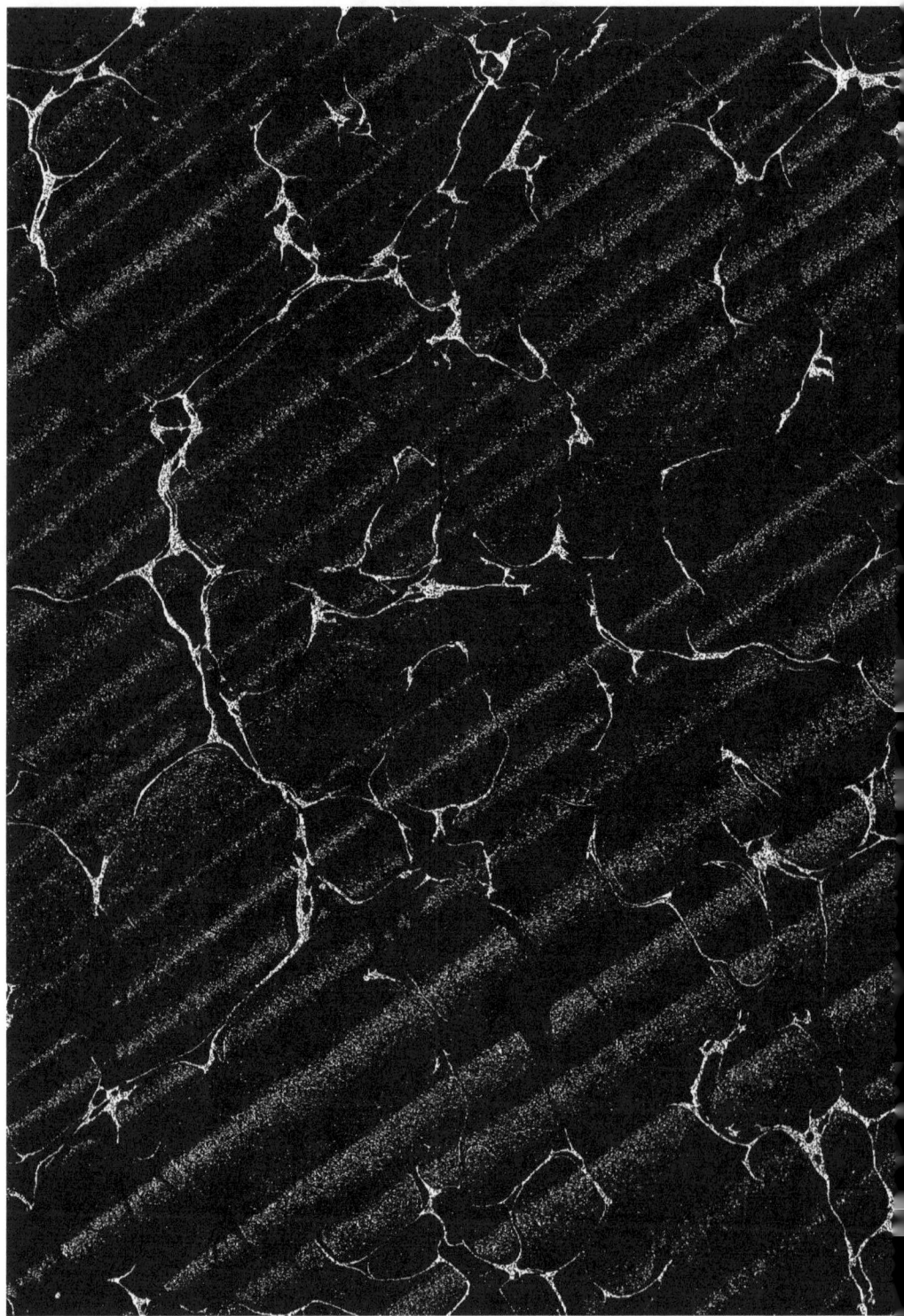

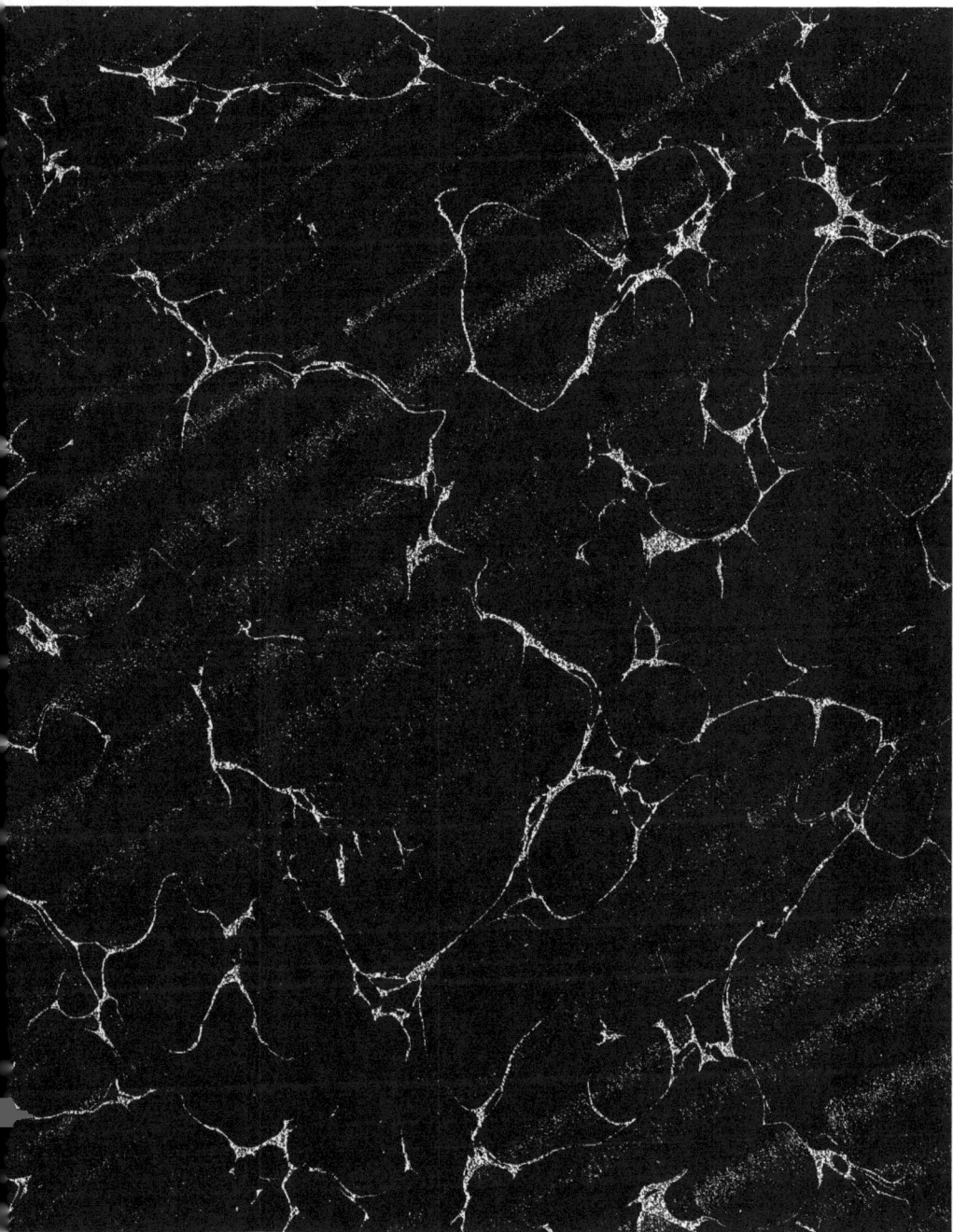

www.ingramcontent.com/pod-product-compliance
Lightning Source LLC
Chambersburg PA
CBHW071849200326
41519CB00016B/4307